10分鐘入禪休息法

風行全球菁英的正念減壓法，
7步驟進入心流，既專注又放鬆的最高休息法

前英國NHS心理健康服務部臨床主任
歐文·奧侃 Owen O'kane
葉織茵 譯

TEN TO ZEN
Ten Minutes a Day to a Calmer, Happier You

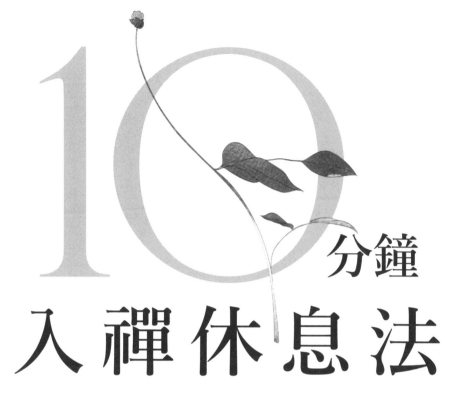

謹以本書紀念我的母親凱絲琳，

她教會我最多關於仁慈、悲憫及活得精采充實的道理。

目次

3 大腦上演的鬧劇

II 實際操作

前言
用十分鐘解身心的累

有時生活會變得很難熬，總是成事不足，敗事有餘。身為治療師，我經常見到形形色色的個案，而他們遭遇的問題或許你也很熟悉：

· 你曾覺得身心不堪負荷，無法處理生活中的難題？
· 你經常憂心忡忡，覺得精疲力盡或暴躁易怒？
· 你失去感受生命的喜悅與享樂的能力？
· 你正面臨人際困擾？
· 你藉由暴飲暴食或不吃不喝，或靠著酒精、藥物、毒品、購物、性或社群媒體等刺激，來應付生活難關？

．你曾自覺無助或沒用，因而認定自己就是不夠好？

上述清單還不夠周詳——你可能面臨不同的考驗，但只要清單上有一部分、大部分甚至全部能引起你的共鳴，我就可以肯定告訴你，你不用獨自承擔一切——救兵近在眼前。透過本書的「十分鐘入禪休息法」（Ten to Zen）[1]，你能學會如何調節難受的情緒，臻至更平靜、愉悅且真實的生活。

比方說，你是否曾盯著別人在 Facebook、Twitter、Instagram 等社群媒體上發的幸福洋溢照片，感到又羨又妒，想著除了自己外，其他人都過得逍遙自在？即使我們明知眼前的照片經過精心修飾，妒忌感仍可能油然而生。的確，跟大家分享歡樂生活是件好事，但其他沒那麼歡樂的照片在哪？事實上，我們很少發文道出日常遭遇的困境，而是希望別人看見並相信自己在社群平台上所營造的形象。

倘若我們都能如實展現本然面目，又不必為此感到抱歉，想必會輕鬆不少吧？倘若我們都能誠實面對，生而為人所必然面臨的絢爛美妙的困惑，又該有多好？這股困惑飽含深刻的見解及成長的可能，但唯有我們騰出時間，停下腳步思索，才能看清困惑背後的涵義。然而，時下文化卻推崇不實消息、假新聞，及匆促狂亂的生活步調——我們都在做各種「雜事」而深感倦怠，甚至連我們的孩子也是疲憊不堪。因此，我在本書鼓勵各位讀者，每天只需要騰出十分鐘（請相信這十分鐘會成為你生命的重心），我會支援你以安全而妥善的方式，去處理生活中棘手的難題，協助你們活出更真實的自我。

無論在私人生活或專業工作上，我都體認到一點：人總會經歷低潮。本書提出的「十分鐘入禪休息法」，則是你重拾人生主導權的起點，幫助你內心回

1【編注】本書提到的「禪」（Zen），並非指狹義的佛教禪宗，而是廣義地蘊指一種既專注又放鬆的淡定靜心狀態。

歸平靜、邁向美好生活。我不能保證這能如揮舞魔杖或灑上仙子魔法粉般，迅速解決你的問題，但我一定會提供有效的技巧，幫助你改變人生。而這些技巧及生活原則奠基於，我在提供心理治療時會用的一些最佳實證（best-evidenced）心理學模式、協助臨終個案的心得經驗，及一路走來的個人體悟。

與眾不同的休息法

這套休息法之所以特殊，原因之一是其需時甚短。它的精妙之處就在於，真的只要每天十分鐘，你就能從中獲益。而且，相較於其他減壓法，這套休息法能更深入地探究我們何以陷入苦惱。

我們都知道人不可能時時刻刻冷靜自持，然而有時還是必須找出恢復判斷力的方法——但這並不代表它是件容易做到的事。在構思十分鐘入禪休息法的初步階段，我曾苦苦思索什麼才是有效的日常心理鍛鍊。更重要的是，我希望這套策略能發揮以下作用：

- 幫助他人找到方法停下來，即刻放慢腳步。
- 幫助他人跳脫痛苦的思緒。
- 幫助他人重建洞察力。
- 幫助他人以更平靜的內心、更有力的人生掌控感，繼續向前邁進。

那麼，我該怎麼做呢？雖然我一開始就知道，我可以運用在心理治療上受過的訓練，但我也希望，我的方法不只是一套技巧而已，還能體現「活得平靜真實」的原則。因此，我決定納入過去二十五年來，我從協助生者與臨終者的經驗中汲取的見解。

現在，我要請你保持心胸開放，投入這段必須全神貫注的練習時間。請你準備好重新出發，並牢記——不管從前失去過什麼，那一刻都已然逝去，唯一重要的是現在。

在本書「**花點時間……**」小練習中，你可以將筆記寫在旁邊空白處，或者你也可以依個人喜好，把練習過程寫進一本特別的筆記本中。

臨終個案帶給我的影響

成為治療師前，我擔任緩和療護（palliative care）護理師多年，常聽臨終個案訴說他們的遺憾，及他們有多希望自己能更妥善地運用時間。而在寫作本書之際，我已經是位資深心理治療師，並兼任英國國家健保局（National Health Service，NHS）臨床主任。

我彷彿還能聽見那位年逾古稀的老先生，躺在安寧病房裡說道：「我這輩子花了好多時間在煩惱，我好希望能更早學會不要自尋煩惱。」

事實上，我已經數不清有多少次，聽到臨終個案述說從前生活有多麼焦慮，說他們搞錯了人生的優先順序，還有那句再熟悉不過的話：「如果時間能重來該有多好。」

我從臨終個案的身上發現，他們多半認為自己浪費太多寶貴時間在不重要的事情上。有感於此，我的初衷是研擬一套「避免悔恨」的方法。同時，我也希望能將自己擔任護理師時有幸親歷的見聞，分享給更廣大的群眾知道。

儘管如此，我也明白很少人會從繁忙的生活中抽身，花點時間照顧自己的心。雖然在本書一開頭就提及「作者因受到臨終照護經驗影響……」似乎有點詭異，讀者也可能會擔心內容將是一片愁雲慘霧，但我向你保證，書裡沒有隻字片語偏離真相——這是一本肯定生命價值的書。

實際上，本書提出的是一套日常心理鍛鍊，旨在幫助你活得更充實、更深刻、享受更多樂趣。我從過往的身心健康照護工作經驗中發現，那些在一旁陪伴臨終者面對死亡的人，本身也在這個過程中領略到許多重要道理，如希望、勇氣、態度、喜樂及如何平和地度過餘生。

臨終者帶給我許多啟發，內容豐富到簡直可以寫成另一本書。然而，儘管他們的生命經驗迴然不同，但其主題卻驚人地相似——人往往會被憂慮、恐懼和心理困擾阻撓，而無法如願過著充實、幸福而真實的人生。

身為緩和療護護理師的那段時期，我能親身接觸他人的生命，親聞他們的美好回憶、人生的優先順序及其內心的懊悔。我發現，他們都後悔自己花太多時間憂慮、沒能全心投入美好時光、沒有把更多心思放在生命潛藏的樂趣中。而這一切觸動了我，因此我想要開發出一套「每個人每天都能用來平撫心緒、開始活在當下」的有效且可靠的方法。在我的人生經驗中，「照顧心理健康、活在當下」的重要性幾乎無可比擬。

擔任護理師的那段歲月，也激勵我去受訓成為專業治療師。畢竟，我能看出臨終個案不只受生理折磨，往往還會受深層的心理困擾所苦。有時我能看著個案順利卸下以往無法卸除的心頭重擔，成功緩解痛苦，因此我也希望自己能設計出一套「幫助他人舒緩心理痛苦」的生活方式。還有誰能比臨終者更適合擔任我們的老師呢？我對那些勇敢向我傾訴生命故事的人，致上無盡謝意。同時，我也會將那些從你們身上學到的道理傳述下去。

以上就是「十分鐘入禪休息法」的發想緣由。它是一套條理分明的簡易休息法——每天只需十分鐘，就能發揮改變人生的長遠功效，且你我都能隨時隨地操作這套休息法。它的精妙之處就在於：實用簡便，加上這套休息法也易懂好學，所以任何人都能把它融入於日常生活當中。事實上，這套十分鐘入禪休息法不但簡易有效，或許也將成為你一生中，最值得投入時間的事物。

為什麼是「禪」？

話說回來，我為什麼把這套方法稱為「十分鐘入禪休息法」呢？當你想像一個人進入「禪境」時，腦海中會浮現什麼樣的畫面？也許有些人會想到「佛教禪宗」，亦即一種靈性道路；有些人則可能從廣義來看，視禪為「放鬆」的簡略說法。

我應該要從一開始就解釋清楚，本書並非立論於禪宗，因此我不會把重點放在打坐或成佛之路。當然，我也不會敲鑼或誦經，你們更不必靈修。更準確地說，我所說的「禪」沒那麼正式，其意涵更接近進入「心流」（in the zone）或「全然放鬆」的狀態；或臻至眾人夢寐以求的心智狀態——變得平靜、覺察及省悟（通常這種狀態要靠靜坐冥想才能窺知一二）；或指一種既專注又放鬆、重視創造力、簡樸與直覺，而非執著於特定目標的觀照生命態度。這是放鬆意義上的「禪」，旨在達到眾人殷盼渴求的一股深刻而安穩的寧靜感。

雖然本書談的不是佛教，但我仍然希望，藉由實踐臨終者的智慧和我的治療經驗體悟，再加上佛教教義、正念（mindfulness）及心理學的洞見，你能從這套休息法中豁然開悟，找到屬於自己的禪——不論你認為這個詞是什麼意思。

多年來我持續推廣這套方法，也主持過不少工作坊。因此，我可以向你保證，只要你遵循書裡的步驟練習，很快就能學會進入這種令人稱羨的狀態——每當你需要時，都能變得放鬆、平靜而專注。

生者帶給我的影響

我在本書告訴你的一切，都是基於多年來的專業醫護經驗，不僅如此，我也熟悉私生活中偶然迸出的考驗，因此也會一併在書中與各位讀者分享。

就如前文所述，身為治療師，我聽過許多個案感嘆人生苦悶，而「時間」總是扮演要角——諸如時間不夠、浪費時間、時間流逝等，都是常見的怨嘆主題。此外，我也聽了不少關於生活失序、內心混亂的故事，故事主角往往無法自我慈悲（self-compassion）、苦尋著應付日常生活需求的方法。

我從長年經驗中發現，不論為個案提供的是治療、工作坊或呼吸技巧，只要個案的困擾程度（level of distress）過高，無法依照示範執行相關技巧，效果就會大打折扣。他們心中同時煩惱著其他事情，腦袋裡一片混亂。

或者換個容易理解的角度想，根本解決之道是必須「降低心中雜音」。雖然本書並非治療計畫，我仍希望你能利用書中的技巧與觀念，幫助大腦鎮定沉靜，並開始覺得生活的一切都尚有可為。

現實情況是，我們都同在一起——我們都要在這地球上，度過一段未知歲月，開展一段充滿未知的生活，而這正是生命的美妙之處。倘若我們真的誠實面對自己，我們能多常感受到自己確實活得充實完整？

花點時間……

正式開始前，讓我先問你兩個簡單問題。請你靜靜坐著，閉上眼睛一分鐘，問問自己：

一、我現在真的過著自己想要的生活嗎？

二、我的心經常感到安詳寧靜嗎？

如果你的答案有其中一個為「否」（或兩個都是「否」），那就表示你也是人類的一員，而且我要恭喜你選讀本書。先聲明我不是讀心術士，不過在我的想像中，既然你拿起這本書來讀，或許正在努力克服某些人生難關吧！而我能向你保證的是，只要你每天花點時間練習我教你的心理鍛鍊——十分鐘入禪休息法，到最後，就能產生你需要的有益改變。

本書架構

本書分為兩部分，第一部分包含第一章至第三章，旨在幫你大致掌握大腦慣常的運作方式、鍛鍊計畫依據的研究與論證，以及我將整個計畫拆解成每天十分鐘的原因。

第二部分包含第四章至第十章，大略以「分鐘」或步驟區分，與十分鐘入禪休息法的第某某「分鐘」相對應。此外，我也將休息法內容摘要整理在書末（第二四八頁），等你讀過各章節後，即可將它當作練習用的小提示。

我在本書穿插了一些冥想與心理練習，作為暖身。當我請你「花點時間……」時，就是要進行這些小練習，它們都是這套休息法的一部分。透過練習，你將學會如何對自己仁慈、處理不愉快的情緒，並盡量卸除我們都背負的、不需要的心理包袱。如此一來，你就能騰出內心空間，更迅速地「入禪」，而你也可以把它想像成一種心靈清掃。此外，我也會從自己的治療經驗出發，分享一些個案研究與故事。（為了確保匿名隱私，本書提及的姓名與情狀都經過徹底修改。）

我想開宗明義地說，你不必死守十分鐘時限，每個人認同的練習活動或鍛鍊層面各有不同，有人喜歡多花點時間練習正念，有人偏好呼吸練習。請儘管專注在你特別有所體會的部分，隨心所欲地打造專屬於你的休息法。話雖如此，我還是建議你先從頭到尾讀過本書，等你完全熟悉整套休息法後，再試著略作調整，最終就能找出對自己最有效的方法。

我這套休息法的核心目標，就是要幫助練習者逐步減輕心理焦慮，直到大腦取得更清晰思考的空間。我不能保證光憑練習就能達到完美的狀態，但練習肯定能幫你更輕鬆思考。

此外，我認為讓讀者知道書中的概念皆奠基於紮實的研究至關重要，因此——尤其在本書前幾章中，我也會論及一些神經科學觀念。雖然我相信人如果能理解技巧背後的**運作原理**，成效往往更好，但我並不打算深究背後的神經科學機制。的確，神經科學知識構築了這套休息法，但那不過是其中的一部分，而我也不想把各位讀者嚇跑。這套方法除了科學基礎，還有另一個我概括稱為「生活原則」的層面，將在後續章節為各位詳細說明。

因此，為了讓你盡可能吸收本書精華，請務必先將第一部分好好讀過一遍。你當然也可以跳過這幾章，直奔第二部分操作休息法，只是這樣大概無法有太深刻的體會。

你的心正在導演這一切

我知道，你們很多人都能找到許多好理由，來解釋自己何以無法活得充實，或無法擁有平靜的心靈。畢竟有些事情就是會惹得我們心情不好，像是金錢壓力、人際困擾，或鄰居吵吵鬧鬧。又或者，你可能常被老闆欺壓，或有過痛苦的遭遇，所以容易感到焦慮。

上述都是合理的煩惱，但你是否曾停下來想過，既然我們的心智有優異的處理及解讀生活事件的能力，或許它也能大幅影響你**如何**生活及體驗人生？

其實，你的心智的確能影響全局（但未必是帶來正面影響）。我們從神經科學及心理學研究（即「腦科學」）發現，心智活動左右著生活經驗的每個層面。

如果不好好照料，我們的心智就會像脫韁野馬般失去控制。有趣的是，我們關心身體各處器官（尤其當我們察覺異樣或需要休養時更是在意），卻往往忽略了我們的心，彷彿指望它懂得照顧自己，彷彿那裡發生的一切早已成自然。但其實我們有能力掌握思緒，而天天鍛鍊心智正是活絡並加強這種控制能力的好方法——這時十分鐘入禪休息法便能派上用場。這套方法旨在幫助你過著更平衡的生活，避免受困在心靈鬧劇的牢獄中。

十分禪入禪休息法的終極益處

我也讀過不少自助書籍，它們往往承諾會扭轉你的人生，但本書不然——我改變不了你的生活處境，卻能協助你選擇應對方式，讓你運用本書的技巧，轉換無用反應成有益反應。我敢保證，只要熟用本書的方法，你看待生活的方式就會改變，且有可能活得更有希望。

這套休息法不只立論於我多年來的工作經驗與專業訓練，同時也是觀察他人實踐發現確實奏效後，所彙整而成的常識性方法（common-sense approach）。

此外，我也在這套休息法中，納入一些「根植大地」（grounding）[2]的治療技巧，那些技巧都已有科學研究佐證其功效及其何以裨益心智。我不想硬塞給你一大堆文獻，只想概括說明我們已知的情況——當我們冷靜下來、抑制大腦威脅偵測系統、獲得心理空間，並只是更善待自己一點後，會發生什麼事：

- 磁振造影（MRI）顯示大腦產生正向改變，包括壓力管理能力提升，以及心智功能運作情形改善。
- 身體（生理）變得更健康，心理也更安適健康。
- 人際關係改善。

・變得更有生產力與創造力，也較少請病假。
・世界觀改變。
・更懂得駕馭自己的生活，也變得更平靜。
・變得更快樂。

換句話說，我們開始生活（live），不再只是活著（exist）。在我們即將一起踏上的旅途中，我誠心希望你選擇活得充實，而不僅僅是存活於世，並為你的人生創造值得擁有的改變。

2 【編注】根植大地，又稱為「接地」練習。指藉由身體訓練、情緒釋放等練習，幫助我們如同扎根大地的樹木，體驗到更深刻的安全感與信任感，不會輕易被人生風暴擊倒。

關於我

既然你已經對我的專業背景略知一二，那麼再更認識我這個人，或許對理解本書會有所幫助。

我和交往多年的伴侶馬克住在一起，還養了隻名叫凱特的狗。凱特教會我們許多關於「靜心生活」的道理，如果你真心想學會按下人生「暫停」鍵，找回洞察力，我建議你找個時間，觀察狗狗如何放鬆。在我眼裡，牠們簡直是禪定大師。

除了經常和凱特去散步，我也喜歡藉著跑步來釐清思緒。我不是運動員，但有跑過幾場馬拉松。我提起跑步是有原因的。舉例來說，每一回跑馬拉松，我總是隨身帶著交通卡以防萬一。（說不定跑到一半不得不搭火車回家！）對我來說，比起身體耐力，心理耐力才是能否跑完馬拉松的關鍵。過去，我也曾數度跑到精疲力盡，幾乎決定放棄，但靠著暫時停下腳步、呼吸、重新聚焦並整理思緒，然後再次邁出步伐，一路跑下去，才順利穿越終點線。

如今我明白了，雖然當時我尚未形成清晰的概念，但其實已經在實踐十分鐘入禪休息法！說不定你們許多人像我一樣，不知不覺已經在身體力行這套休息法。對許多人來說，生活大概就像一場永無止盡的馬拉松，因此花些時間停下來並找回平衡點，在現代生活變得空前重要——唯有如此，我們才能更有餘裕地跑這場「人生馬拉松」。

接地氣一點

說到健全的心理安適感，我堅信採用常識性方法有其必要。我希望這本書清晰易懂，不要變得厚重沉悶，所以盡可能寫得簡單明瞭，同時確保背後有足夠的科學依據，以免內容流於浮泛。

也許有人需要複雜的理論、無止盡的分析，以及不斷探索更深層的心理學意義，但那並非對人人都管用。我無意批判其他同事，畢竟有時的確必須在治療中採用那種方法，但那畢竟不是本書的宗旨。我比較感興趣的是，如何幫助他人提升日常表現、了解他們的心智運作模式，以及降低他們的困擾程度。

身為治療師，有時不免犯了滿口學術行話的錯誤，讓人有聽沒有懂。因此，我認為我們要更悉心聆聽個案的願望——根據我的經驗，他們要的就只是感到好受一點。而一套清晰、務實、省時，又經過科學研究證實的工具，可不只是發揮十分鐘效果，而是一套影響深遠的生活方式。我們的大腦就像一座凌亂的花園，如果不固定花點時間好好照料，很快就會雜草叢生。因此，我們要天天保養頭腦，才不會覺得生活變得力不從心，還能擁有處理各種混亂狀況所需要的時間。

這套計畫只要求你每天撥出十分鐘，如果你之後想花更長時間鍛鍊，或者在白天或晚上等不同時段施行這套休息法，那當然更好。我相信當我們都能更積極地照顧心理健康，防止自己在艱難時刻被壓力擊垮，將大有裨益。只要我們願意轉換心態，苦日子也可以是大幅成長與學習的機會。就像我母親以前說的：「經歷過冬天，你才懂得欣賞夏天。」

因此，就讓我們展開十分鐘入禪大冒險吧！這套方法改變了我以及許多我治療過的個案對人生的看法。從今天開始，請好好呵護你的心，這將是嶄新的開始。

你不會後悔的。很高興你加入我的行列。

PART I

背景知識

光是了解心智運作方式，就可以感受到無拘無束的自由，
只因你明白，你不是受困於自己心中的囚徒。

1 入禪十分鐘

幾年前，我在一家私人診所治療過一位女士，就稱她為珍好了。珍總是無止盡地擔心各種事情，於是我建議她每天花三十分鐘，專心進行正念冥想，當作治療計畫的一部分。另外，我也給了她錄音檔及相關建議指示。珍以前從來沒有冥想的經驗，而在進行數週後，有一回她在治療時顯得特別暴躁。當我問起她躁動不安的原因時，她劈頭就告訴我，這都要怪我建議她冥想：

「我有四個小孩要顧，還有一份全職工作，老公又是個酒鬼。你竟然還叫我每天要花三十分鐘放鬆，練習什麼正念冥想……這對我來說根本沒用，我已經忙得壓力大到沒辦法冥想了！」

這番話聽得我坐立難安，也徹底改變了我的想法。我有豐富的冥想經驗，經常「撥出時間」給自己放鬆，因此以為別人也能信手捻來——我不禁為這種想法感到自責。現實情況是：對多數人來說，那並不容易。珍說的話使我深感震撼，也體認到：多數人無法天天花三十分鐘冥想，或騰出幾天空檔遠離塵囂。於是我進一步思考，希望設計出一套能快速見效的方法。

同時，我也注意到許多自助及心理學書籍、課程和研討會，都要求我們付出大量時間與心力，而大家也普遍認為，治療本就費時又昂貴。但對許多人來說，時間和金錢有限，不可能選擇太繁複講究的方案。這也是我義不容辭地開發出這套簡明易懂、務實、只需短短數分鐘便收效奇佳的心理鍛鍊的原因——就是這麼簡單！

珍需要一套省時有效的治療計畫——甚至連大忙人都會覺得實用。這時我靈光乍現——就像每個人每天都會撥出十分鐘來刷牙或沖澡，我也可以摸索出一套如照顧身體般簡單的方法來呵護內心——或許不必占用太多時間，且一定可以頻繁執行！當我認知到，多數人往往很難擠出超過十分鐘來專心冥想或正念呼吸時，它便構成這套技巧的設計關鍵，同時也說明了何以這套休息法對大家有幫助。

創造心理空間

我也才明白，珍得先減輕內心的苦惱與威脅感，才可能找出供她呼吸及深思所需的心理空間。我們大概都曾遇過有人對憂心忡忡的自己說：「別煩惱啦，只要深呼吸幾下，一切都會沒事的。」雖然這番話是出於善意，但事實上，這時你的頭腦需要多一點幫助，才能更快平靜下來。而我的十分鐘入禪休息法便是一套能幫你放慢心智活動速度、創造必要心理空間的具體清晰指引。

短短十分鐘要學什麼？

就時間維度來看，十分鐘似乎不算長，卻夠我塞入大量重要的觀念。大體上，十分鐘入禪休息法由兩個層次組成：

- 基礎層：這一層由「實用技能」構成，像是呼吸、冥想和正念——都是未來你精進鍛鍊時所需要的工具。
- 最高層：我將這一層概稱為十分鐘入禪休息法的「生活原則」——它將排進你的每日例行事務中，且當你需要時，隨時都可以為你所用。

「實用技能」層面會幫助你放慢心智運轉速度、重建思考方式，讓你能運用更靈活的策略來因應日常生活。

「生活原則」層面則是要大家基於悲憫、接納與真實原則，來訂立並體現某些重要承諾。我喜歡將生活原則想像成一件隱形的「心理披風」，每天早晨，我都會套上這件披風，來面對嶄新的一天。當你練習十分鐘入禪休息法時，同樣穿上了心理披風。對你來說，心理披風既是自我提醒，也是自我承諾。

不論是「實用技能」層面或「生活原則」層面，都是以我曾受的專業心理治療訓練中的技巧、技術與原則為基礎，包括認知行為治療（Cognitive Behavioural Therapy，CBT）、眼動減敏與歷程更新治療法（Eye Movement Desensitization and Reprocessing，EMDR），以及人際及慈悲焦點治療（interpersonal and compassion-focused therapies）。上述療法都能為「幫助他人活得更幸福」帶來積極成效。

容我解釋一下各項治療方法的核心原則：

- **正念**指的是活在當下，不過度執著於過去或未來。
- **人際及慈悲焦點治療**使我們認知到，每個人與自己及與他人的關係，進而學習以更宏大的悲憫與仁慈來對待自己與他人。
- **敲打**（tapping）是一項可以幫助我們活得更踏實、迅速前往安全處所（safe place）[1]的有效技巧。當我們處於安全處所時，萬事不再喧囂，大腦威脅偵測系統也能受到控制。此外，敲打法也稱作「雙測刺激」（bilateral stimulation）。有時候，在EMDR（一種心理創傷治療方法）中，也會將敲打法當成根植大地、靜心的治療技巧。
- **CBT**則聚焦於思考與感受之間的連結。之後，我們會運用認知行為取向的心理治療法，來學著拋開無濟於事的思考模式。

我之所以採用上述療法中的放鬆技巧，是因為它們能幫助個案快速安神靜心，且過程安全、人人皆可駕馭。不過要記得，十分鐘入禪休息法不是治療方法，而是一套幫助你迅速安定心神（因此你能表現得更出色）的心理鍛鍊。事實上，這套方法可以讓你變得更平靜與專注，使你在必要時刻也能當自己的治療師。

我選擇CBT和正念的理由

我之所以選用正念和CBT，是因為我認為在生活中，我們的想法常常就像「惡魔」般製造出很多精神痛苦。而我們大家總是不假思索地以對付身體疼痛的方式，來對待精神痛苦——我們想盡辦法減輕痛苦、痲痺痛苦。但事實上，痛苦往往是要傳達某種重要訊息，我們應該要多加留心才對。身為治療

1 它是EMDR中最著名的平靜技巧之一，旨在幫助個案回到一個安全處所——它既是實質空間，也是心理空間，在其中我們能感到安心與踏實。在心理治療的初期，也常是在幫助個案尋找或建立安全處所。

師，我常看到個案試圖逃離或埋藏痛苦的情緒，但我認為他們應該把那些情緒，想像成預示方向的路標。那些特別痛苦或難以忍受的情緒，可能是一條找回澄澈自我的道路，最終將引領我們發掘真正的幸福。我談到這一點，是因為我明白，我們總有時候必須面對痛苦的想法與感受。一開始，我們只能告訴自己別去煩惱它們——直到我們能弄清它們的意義，直到我們能真正放下。

我已經說過，這本書和其他書不一樣。雖然它也涵蓋冥想、正念等實用層面，卻不只是拋給你一套工具包而已。十分鐘入禪休息法還有諸多層面，像是協助你探索自我價值、個人原則以及如何活得真實。我會在後續章節更詳細說明每個階段究竟該如何進行，不過在這裡，我會先提供你一些初步概念，以免你失去耐心。（身為尋求平靜的人，這樣可不太好唷！）

- **停下**造成苦惱的思緒列車。
- 運用**正念和人際心理治療**（interpersonal psychotherapy），察看內心變

化。

- 運用**治療技術**降低心中雜音、放慢心智活動速度，進而創造出供你停下、好好呼吸的安全處所。
- 運用**有益身心的呼吸技巧**平息混亂的內心活動，讓心更平靜。
- 透過CBT，清除無用的想法。
- 運用**正念和當下覺察**（present-moment awareness），將心靈迷霧一掃而空。
- 套上隱形的**十分鐘入禪「心理披風」**。這件披風象徵著你的自我原則——**悲憫、接納與真實**。
- 帶著**覺察、勇氣和希望**，展開新的一天。

許多人都覺得很難抽出時間暫停一下，但這並非不可能的任務。況且，十分鐘入禪休息法也不僅僅是「暫停」而已，而是要你在停下來後，以最有效益的方式為大腦充電。我希望你每天所付出的這十分鐘都能發揮實際功效，不僅改變大腦的運作模式，也改變你的生活方式。

我會在第九章深入介紹之前提過的「心理披風」。現在你只需要知道，用來放慢心智活動速度的心理治療技術，不只包含實用技能，還要求你每天穿上十分鐘入禪「心理披風」。原因在於，當你面臨考驗，或身心狀況不佳時（如：心中不斷有聲音批評你沒用、可悲或軟弱），這件披風就能提供你指引。在十分鐘入禪休息法中，你也會漸漸用一種更仁慈的聲音來與自我對話。

十分鐘入禪休息法確實有用，只不過它談的遠不只是技術，更是一種嶄新的生活方式，也是我們如何對待他人及自己的新穎策略。

2 承諾改變

最近，我在治療一位年近三十的個案，在此稱他為喬。喬是個聰明伶俐的年輕人，也是冷面笑匠，而他來接受治療是希望建立自信並減輕焦慮。但治療過程對喬來說格外辛苦，因為他經歷過不少難熬、仍待他釐清意義的困境。有一回治療時，喬臉上帶著心照不宣的微微笑意，問我有沒有更簡單的辦法，能幫他順利解決生活難題。我一聽追問了幾句，而他的回答令我不禁莞爾，他說：「難道你就沒有其他辦法，能讓我啥事也不用做嗎——就像即食餐盒，現買現吃？」

我們倆一起笑了出來。你大概也料想得到，我只能告訴喬，可惜對於想要改變的人來說，這世上並沒有即食策略。改變可能很花時間，而喬為了創造他期望的重大改變，先要每天花時間努力，才能確實造成一點變化。

不過，喬倒是很快就開始運用我教他的技巧，去為生活創造有意義的積極改變。這一路走來並不容易，有時他必須離開舒適圈，但他已經改變信念，從原本自認只是「無名小卒」，到現在轉而肯定自己的價值，深信自己的聲音確實擁有影響力，最後更因此投身他的終生志向，努力進修成為記者。

有意識地作出承諾

「想要改變」和「真心承諾作出改變」是兩回事。這讓我想到，我曾在某個寒冷冬日裡，為倫敦某家大企業主持一場十分鐘入禪工作坊。我如常先來段輕鬆的開場白，接著邀請幾位願意分享的聽眾，大致談談他們的日常生活。現場有位名為瑪莉的聽眾，氣沖沖地談起她的生活。這番話想必大家再熟悉不過了：

「我覺得自己就像切換成自動駕駛般漂泊人生，感受不到真正的目的、熱情或方向，而且經常覺得不堪負荷、無法清晰思考或作出決定。我的心也與我作對似的，只會往最壞處想，還不時對我妄加批判、否定及審判。此外我也覺得壓力很大，大部分時候都覺得身心俱疲。」

瑪莉很幸運，透過這套十分鐘入禪休息法，她終於能洞見自己的幸福，是怎麼被過去消極的思考模式所摧毀。一旦明白這點，她就能改變舊有的生活方式、從容處理生活所需。藉由每天撥出時間和空間來實踐十分鐘入禪休息法，瑪莉終於領會新的思考模式與感受方式，並迎來人生的巨大轉變。

如果瑪莉的話能引起你一絲共鳴，那麼也該是你振作並考慮改變的時刻了。活得身心俱疲並不代表活得完整，不過是狼狽維生罷了。因此，我請你現在**停下來**，花一分鐘就好，請你想一想：

花點時間……

你是真心想改變，想活得更充實而平靜，不再只是狼狽維生嗎？

請將省思過程中出現的想法或任何感受，簡短記錄在左邊空白處，或寫在筆記本上。

如果你對我剛才的問題回答「是」，那很好，這可能是你的一大進步。

（如果你回答「不是」，還是請你繼續讀下去吧。或許我能改變你的心意！）

在我們繼續討論十分鐘入禪休息法之前，我想先稍微談談「改變」。

擁抱改變

真正的改變需要時間，也需要你全心投入。或許你在一開始會感到氣餒，改變過程可能也不好受，但它會推著我們走出舒適圈。我們受到生性憂懼的一面影響，傾向拒絕改變，只想躲回安樂窩，但在十分鐘入禪休息法中，我會不斷鼓勵你張開雙手，擁抱改變。先要冒險改變，才能為你的生命迎來無數嶄新的可能。而且，你並不是孤軍奮戰，就像其他正在閱讀本書的夥伴一樣，你也在努力理解一些看似很沒意義的事情。又或許，只要想到自己是志趣相投的十分鐘入禪社群的一分子，社群成員都不願只是隨波逐流苟且生存，而是朝著充實而完整的生活邁進，便能感到寬慰。

一切改變都從你開始，此外還有一些約定需要請你遵守。

花點時間……

現在請你思考另一個問題：

你願意展開十分鐘入禪之旅，每一天都全心投入這十分鐘嗎？

為什麼稱之為「鍛鍊」？

接下來要從我的立場出發，跟你談談條件。如果你認同我的觀點，那麼，光是主動加入並積極「鍛鍊」十分鐘入禪休息法，就是你變得更好的開始。我之所以特意稱其為「鍛鍊」，是因為十分鐘入禪休息法正是可以改善心智活動，進而提升生活品質的心理鍛鍊。而且，這套方法運作的原理就像鍛鍊身體——如果你不規律上健身房（或許也該調整飲食習慣），身體就不會出現任何變化。

而大腦也一樣，我們要訓練心智、強化心智，並培養心智的靈活度——就如同訓練身體。不過要記得，你得規律鍛鍊才行。也就是說，你不能光是知道該怎麼做，還必須付諸實踐。因此，我要和你約法三章，一旦你作好準備，就必須主動參與。這意味著，你不但要全力以赴，還要把這十分鐘擺第一順位，視為每天不可或缺的一環。畢竟，我的指導和本書內容只是約定的一部分，其餘部分就操之在你了。

所以現在問題是，我們達成協議了嗎？

立下承諾，重建清晰思維

如果沒有異議，我要請你做件很簡單的事：

花點時間……

現在請你停下來一分鐘，閉上雙眼、做幾次呼吸。接著，請你創作一則專屬於你的短句，作為「你會嘗試鍛鍊，且每天會騰出十分鐘來照顧心理健康」的契約性承諾。

分享一下我寫的句子，或許有幫助：

「我承諾每天都會為了自己而鍛鍊，並懷著仁慈善意照看內心。」

請將你與自己立下的約定寫在左方空白處，或寫在一張卡片上。你可能想用手機把它拍成照片，以便終日提醒自己這項承諾：

如何駕馭內心小劇場

聽聽曾經受益於這項簡單承諾者的說法，或許對你有幫助。彼得是我私人執業之客戶，當他因公得搭飛機出差時，總是倍感壓力。不久前，他談到自己搭機時遇上亂流，而變得極度焦慮：「結果一路上，我的心告訴我一堆可能的意外事故，或有人會劫機，或飛行員忘了開啟安全帶燈號……我的心臟怦怦狂跳，渾身冒汗，一心只想趕快下飛機。」

想也知道，他的內心小劇場完全沒有現實根據。後來，彼得將十分鐘入禪休息法學以致用，退一步觀察這種憂慮，才發現自己的心智已經陷入災難化思考（catastrophizing，即一下子就往最壞處想）。於是每當彼得感到焦慮時，他就會進行敲打與呼吸練習（我們會在第五章、第六章詳述這兩種技巧），好讓自己立刻放鬆下來。如今，彼得甚至能享受飛行，因為他知道每當自己感到恐懼或焦慮時，就能運用這些技巧。他也學會降低心中窮緊張雜音的音量，並重拾更加理智且有益的思考方式。

開始鍛鍊十分鐘入禪休息法後，就能提升自身的安全感與掌控感，進而駕馭令你焦慮或棘手的情況。如果你在某些情況下曾感到焦躁不安（我們大多數人都會這樣），那麼撥出一點時間按照本書指示鍛鍊，對你可能大有幫助。或許有些時候，你連自己為什麼緊張都不清楚，只知道憂慮的感覺確實存在。這是因為我們的心智基本上是以「威脅模式」（threat mode）運作，但時時處在那種模式未必有幫助。因此，我們的目標就是讓威脅模式**只在**必要時刻運作。在切斷威脅模式後，你會瞬間感到平靜而放鬆，因而能夠更清晰思考。（我在下一章會更詳細說明這一點。）

苦惱的震央

我覺得有趣的是，我們滿腦子都是自己看起來如何、穿什麼衣服、做什麼工作、賺多少錢等等，卻不太在意自己的心。偏偏在我們感到苦惱時，心往往是撼動我們的震央。讓我們面對現實吧：有時候，我們的心就像一群狂躁的高空鞦韆藝人，從一個煩惱飛速盪向另一個煩惱，快得連奧運選手也要自嘆弗如。

我自己也曾數度遭逢人生重大失落，如痛失親友、關係觸礁，或純粹是在嚴酷的生活考驗中苦苦掙扎，而經歷了異常艱難的低潮期（通常還會伴隨著各種難受的情緒）。而且我發現，我的大腦似乎會特別增強某些情緒——我腦中的「威脅偵測中心」（又稱為杏仁核）似乎會過度活化。我努力要處理所有情緒，偏偏杏仁核在賣力幫倒忙。而我要說的重點是，不論你在生活中遭遇什麼情況，未必總能指望大腦擔任最佳戰友。

每個正在讀這本書的人，都會有則屬於自己的故事——關於失落、拒絕、拋棄，以及其他任何生命考驗的故事。然而，**這些就只是關於你人生的故事，它們無法定義你是誰。唯有你選擇的回應方式，才能決定「你是誰」**。

我們都聽過人家說：「我的心在愚弄我自己。」其實，你的心做了一大堆你目前渾然不覺的事，像是刪除、加劇或災難化令人為難的真相。這可能發生在日常生活的各種情況中：

- 老闆看你的表情很古怪，但這不表示你會被開除。
- 昨天伴侶忘了回你訊息，但他還是像以前一樣愛你。
- 你才剛遭遇失敗，卻不表示你一點用也沒有。
- 吃早餐時，正值青春期的女兒說她「恨」你，意思大概是「只恨你一下下」，而不是向來或永遠都恨你——差不多再過半小時，她就會跑來說愛你了。

．今天，你在星巴克不過是點杯卡布奇諾，但店員看你的表情，就好像你剛才要他移植腎臟給你。他八成只是那天心情不好，並不是真的討厭你。

有時大腦需要一點「停機時間」（就像身體在日間也需要休息），才能幫助我們重拾洞察力。而我們同樣要了解，自己為什麼會有那種反應，才能順利轉換思考角度。

本書就是要協助你改變觀點，讓你活得更恬適、更平靜，最終變得更有適應力。既然十分鐘入禪休息法好處多多，每天十分鐘根本不算什麼，想必你也有同感吧！

花點時間……

我要問你另一個問題：

你多常花時間留意並維護自己的心理健康呢？

現在請暫停一下，想一想剛才的問題。

你的答案是什麼？

我猜，你們多數人的答案是「從來沒有」、「幾乎沒有」或「不太頻繁」，理由則是「我沒空」。如果真被我猜中，則歡迎、歡迎、歡迎你！等你開始全心投入真正的改變，親身感受實踐的好處後，答案大概會變得很不一樣。

如果不好好照顧大腦，它就會像脫韁野馬般失去控制，造成許多有害的後果——這是無法迴避的事實。我從自己的專業知識、經驗和情感中發現，我們都必須設法多了解自己的心，並妥善照顧它。同時，我們也必須重新理解自己，用更仁慈和悲憫的態度來對待自己。只要呵護內心、體恤自己，就能大幅改變一切。

所以，安全帶繫好囉，請你放輕鬆享受這份生而為人所必經受的美麗混亂，跟著我一起展開旅程吧！每天只要十分鐘，就能找回寧靜的心，而你已經在改變的路上。

3 大腦上演的鬧劇

我想用約翰的故事來開始這一章。約翰是我工作坊的學員，他坦言自己容易凡事都往最壞處想。有一次，約翰帶胃痛的母親到醫院檢查。在醫師看診之際，約翰決定到外頭喝杯咖啡，但後來他回到診間時卻不見母親蹤影。約翰問醫師：「請問我媽媽在哪呢？」醫師回答：「她走了。」約翰想到母親已經死了，不禁淚流滿面跌坐在地。就在幾秒鐘後、醫師還沒抓到機會開口解釋前，約翰的母親就回來了，一面還宣布她沒事，說醫師診斷是腸胃脹氣，讓她安心多了。約翰一邊聽著，心裡也一邊冒出熱烘烘的氣體（原諒我這有點噁心的雙關語）。他的大腦在前一刻，僅根據微量的資訊，就編織出一個瘋狂偏激的故事。

我們有多常像約翰這樣，一被心中不理性的小劇場刺激就反應過度？

所以在正式鍛鍊十分鐘入禪休息法前，我想請你先耐心地讀完接下來兩章——先掌握大腦的運作原理，有助於你從鍛鍊中獲取最大的益處。我知道，我們有些人一聽到大腦啦、神經科學啦，就覺得「不是我的菜」。但相信我，光是了解心智運作方式，就可以感受到無拘無束的自由，只因你明白，**你不是受困於自己心中的囚徒**。這是多麼奔放的一刻啊！

牢不可破的心智設定

貌似一大塊黏稠果凍的大腦，其性能就好比電腦或處理器，從我們呱呱墜地起就不斷吸收大量訊息。事實上，大腦在發育期間會盡可能吸收感知到的一切資訊，不過它不太會去分辨它們是否真實、合理或公正——但這也由不得我們做主。

之後，大腦漸漸發展出可塑性。基本上就是指大腦培養出靈活性或適應力後，有能力隨著時間不斷強化、改變。如果腦部發育期間沒出差錯，大概就能順利產生可塑性。偏偏人生不一定凡事照計畫進行，一旦面臨格外艱難的經驗，就可能中斷腦力與大腦靈活性的發展過程。

此外，訊息傳遞路徑（又稱為「神經迴路」）也會不斷發展，就像一組複雜的電路板，專門用來接收周邊神經系統傳入腦部的訊息，並連結不同腦區，協助大腦傳遞並處理訊息。我想還是用白話解釋，以免你擔心我開啟科學家模式。假如我突然跌倒受傷，周邊神經系統就會送出訊息，告訴大腦我受傷了，而大腦收到訊息後，就會活化我的痛覺受器，接著啟動一連串反應。

在訊息傳遞路徑的發展過程中，每當觸發了些什麼，便會出現相應的思考模式、行為與反應。

我們就像極其複雜的電腦般接收大量訊息，而且一獲得訊息後，大腦就會開始運作，影響各個生活層面，像是我們如何思考、感覺、反應、飲食、睡眠、移動、工作等等。這份清單可以無止盡列下去，但本質上那就是我們的生活方式。此外，生活中所發生的各種好事和壞事，也都會觸發大腦的自動化習得反應（automated learned response），到最後產生我們感受到的情緒結果。

然而，在這之中有個好消息是，我們有權選擇是否採取無益的習得反應。待會兒我再解釋該怎麼做（見第八三頁）。另一項值得注意的事是，我們每個人的生活經驗殊異，所以反應模式也各有不同。

當心智處於「威脅模式」下

我就直說吧，我明白心焦如焚的感覺，也完全不想躲在專家頭銜後面，或裝成一個完美無缺的權威。我和大多數人一樣，也有苦苦掙扎的時候，但我選擇努力活成自己奮鬥過後的結果，而不是任由這些苦難來定義我。

我在北愛爾蘭首都貝爾法斯特（Belfast）長大，適逢一九七〇年代至一九八〇年代間眾所周知的「北愛爾蘭問題」（The Troubles）。那段時期的貝爾法斯特可謂了解創傷、焦慮以及如何活在不確定中的絕佳訓練場。當時，轟炸、槍擊和暴動都是家常便飯（確實是可怕的成長環境）。但幸運的是，那裡同時也是盈滿歡笑之地，而我也遇到一些特別好心腸的人——光憑這幾點就值得向貝爾法斯特說聲：謝謝你。

我來自傳統藍領家庭，家中有源源不絕的愛，卻也偶有日子辛苦的時候。此外，我自小就深受天主教薰陶，但在我談下去前要先說清楚，我對很多宗教或教會的悲憫濟世心存敬意，只不過，我也有看到不好的一面。成為天主教徒後，罪惡與羞恥便長伴我左右。我的座右銘變成：「如果你覺得好，那一定是不好。」而我的臥室裡還擺著一尊聖母瑪利亞雕像，用她閃閃發亮的眼睛監視著我……想必你心中已經有畫面了。

邁入青春期後，我又發覺自己是男同志——這對於我的焦慮生活無疑更火上加油。那時在愛爾蘭要「出櫃」可沒那麼容易，有些人還無法理解這種鮮為人所談論的生活方式。記得每當電視出現男女交歡的畫面時，我母親就會像個保鑣跳上前去擋住，逗得我和兄弟們樂不可支，至今回想起來仍然覺得溫馨。直到過了許多年，我才終於鼓起勇氣告訴他們，我這輩子絕不會像電視上的男人那樣，親吻任何一個女人。

因為被視為異類，我在青少年時期受到不少霸凌，而我也習慣了經常遭人羞辱。我想你們也知道，社會往往不能容忍「與眾不同」。經過上述種種，我的大腦很早就形塑出一套牢不可破、為了保護自己的「威脅模式」設定。我在成長過程中感受到的焦慮，意味著我腦中的訊息傳遞路徑，已經以特定的方式發展成形了。

我就是從那時候開始了解焦慮的感覺。將來，你們有些人也能體會到，被早年所經歷的痛苦煩惱所慢性折磨時的感受。那些早年經驗會形塑我們的習得反應、左右我們的行為與決定，並影響我們的人格發展。好消息是，只要你全心投入即將踏上的旅程，就能開始改寫劇本。我已經辦到了——你也能發揮內在力量，改寫自己的劇本。

誰在導演你的電影？

我們的心似乎也有自行其是的時候，這其中有部分涉及我剛才說的訊息傳遞路徑、可塑性，以及特定模式的發展過程。有時心智並非依據現實情況產生反應，而是仰賴行之已久的舊模式或習慣，而出現憂慮、恐懼，甚至曲解事態等情形。有時候，心智製造的想法荒唐無稽。

我常把腦海中縈繞不去的思緒流，比喻為一部沒有導演或製作人的電影，而這部電影的內容會大幅影響我們的感受。有時候，我們會注意到這部在心中上映的電影，想知道它在演什麼，但很快又置之不理了。我們不會嚴肅看待它，心緒也沒有劇烈起伏。然而也有些時候，我們決定擔綱主角、登台演出，一心陶醉在這齣心靈「鬧劇」中。只是這麼做往往會破壞好心情，或使我們更加憂慮。事實上，有些人按照內心劇本演得渾然忘我，簡直該頒一座奧斯卡最佳演員獎給他。

問題是，當沉迷在心靈「鬧劇」時，會使人精疲力盡，並對個人生活作息造成負面影響。尤其，當心告訴我們的是冷酷、苛刻、動輒批評或自我貶低的故事時（這種情況經常發生），更容易導致上述後果。那些故事可能是習得的，或是大腦在自動模式（autopilot）下所生成的慣性思維模式，但由於我們太常接觸它們，漸漸覺得那些故事應該就是真相。再說一次，好消息是它們往往是虛假真相。

花點時間……

先暫停閱讀手上這本書，可以的話請閉上眼睛。請你開始觀察此刻自己內心的狀況。只要注意你的心在做什麼就好，它正在計畫未來、回顧過往、批評或擔憂嗎？或者正在審慎考慮某一項事物的細節？

把你注意到的東西，大略記錄在左方空白處或筆記本上：

在觀照內心活動時，你覺得觀察思緒容易嗎？你能讓那些故事如其所是，明白它們就像雲朵飄過天空般，總會經過你的心？還是你發現自己開始參與其中，讓故事發展出新劇情？請你記錄一下吧。

再說一次，答案沒有對錯之分。我只想協助你培養覺察力，開始意識到自己如何理解心中發生的一切。

管理心智，重拾主導權

大多數人沒察覺的是，我們能選擇管理心智的方式。藉由十分鐘入禪休息法的技巧與原則，你就能在內心混亂時重拾主導權，而且這麼做真的是暢快無比！我們可以選擇要主動投入狂亂的心智活動，或是在大腦開始搗蛋時，把它訓練得更平靜——宛如教一個頑皮的孩子守規矩。

過去十年來，心理學與神經科學界已完成了一些傑出研究，有助於我們理解心智及其引發的種種行為。雖然我承諾不會在本書納入一堆學術心理學，但有些神經科學與心理學研究十分有趣，實在非提不可。以下是我們大致知曉的觀念：

．我們的心智時常運行著大量活動。
．就如之前提過的電影比喻，有時心智可能混亂失序，且時常變得不可理喻。
．有研究者指出，我們每天產生大約六萬個意念，而其中多達八〇％是負面或重複性內容。
．MRI掃描顯示，一旦威脅偵測系統活化（通常是習慣性或不必要的），身心會啟動一連串活動，導致壓力反應。
．MRI掃描也顯示，訓練正念後（如：利用十分鐘入禪休息法的技巧），就能抑制大腦威脅偵測系統。

災難化思考

你曾經面臨棘手的事件，或者處於艱難的情境，而心智預設模式（default

mode）卻不由自主想到最壞的可能嗎？這種情況常常發生，我也從工作坊中發現一些總會出現的金句（有的簡直可以當成流行歌歌名）：

- 這簡直是一場災難！
- 這種事老是發生在我身上！
- 這到底有什麼意義？
- 我現在就該放棄了。
- 我撐不過這一次。

有哪一句話聽起來很耳熟嗎？但就算如此，請你也不必擔心，那不過是一種大腦自動反應，而我們也會一起處理這個問題。只要改變回應方式並設定新模式，就有助於你產生更有益的自動反應。記得本章一開始提到的約翰嗎？我們以為最糟的情況發生了，但不代表它已實際發生。

思緒狂飆

許多人都有過半夜醒來，萬千思緒開始快速掠過腦海的經驗。這些狂飆的思緒就像有五、六個人同時開口說話，而且其他人總會發出「雜音」，因此自己根本無法正確理解或持續專注於某一道思緒。

花點時間……

現在要再次暫停片刻，但請你刻意保持靜止，什麼事也別做。你只要帶著好奇心，觀察腦中此刻的思緒活動速度就好。並請你以一到十分來評量它的活動速度（一分表示極致緩慢、平靜與沉穩，十分則是瘋狂失序飆速）。

另一方面，請你在觀察思緒活動速度之餘，也注意一下自己的身體感受。

記住，在這個階段，你是帶著好奇心進行純粹的知覺與觀察，所以你打一分或十分都無關緊要，重要的是你已經有所覺察。覺察是徹底扭轉生命現狀的開端，能幫你奪回人生主導權。

請以一到十分來評量你的思緒活動速度：

記錄你的身體反應：

不尋常思考

除了思緒的音量或活動速度，你有過一些毫無意義，甚至有點不尋常的想法嗎？同樣地，請你放心，有這種想法很正常。而我們還常做的另一件事是：將大腦分心走神時的思緒活動信以為真，以為自己一定要馬上回應。但如果你正在公司開會，心思卻飄向今天的晚餐內容，那可就大事不妙了；當老闆問你這個月最新的統計數據，而你卻脫口回答「雞肉派」時……雖然大腦正在做它該做的事——神遊，但這麼做在當下卻不見得是件好事。我想大家都曾有過這樣的經驗吧。

現在你已經稍微看出，腦海中的念頭可能耍得我們團團轉，甚至綁架我們。是時候該了解如何矯正這種情形了。

當壓力來襲時

蘇珊是我的個案，某一天早晨，她感到特別焦慮。我想先花幾分鐘，帶你一窺她那天的內心世界：

因為鬧鐘沒響，原本預計早上七點起床的蘇珊八點才醒來，而她必須趕去倫敦主持九點開始的工作坊，所以她的壓力程度已比平常還高。沖澡時，腦海中的聲音告訴蘇珊，她一定會遲到，工作坊也會變成一場災難，他們再也不會邀她去開課了。

過了一會兒，蘇珊注意到浴室裡放著狗狗的玩具，於是她想到自己已經和獸醫約好，當天稍晚要帶她的小狗去看診。接著她開始計畫要如何及時回家，再趕去獸醫院。獸醫院離超市很近，所以她又想到自己必須訂個蛋糕，好幫丈夫慶祝生日。

然後，她想起超市有個保全已經幾星期不見人影，不免開始好奇他的近況。她記得最後一次見面時，他提到要回拉哥斯（Lagos）探望家人。一念及此，蘇珊想起自己也得訂個機票，回蘇格蘭看看家人，於是開始思考這趟返鄉之旅應該安排在什麼時候。

這時浴室門砰砰響，蘇珊這才驚覺，工作坊那邊要遲到了。於是她的思路又回到原本的敘事上——她要遲到啦、整個工作坊要變成大災難啦……

想必你也同意，那短短幾分鐘還真是忙碌啊！

你大概不會意外的是，在這麼短的時間內，蘇珊除了腦中一片混亂，她的身體也出現一些變化。以下是她的說法：

「我覺得胸悶、呼吸急促、心臟咚咚直跳、口乾舌燥、頭也陣陣抽痛。我越是意識到這些症狀，症狀就變得越嚴重。到頭來，這些身體變化似乎加重了我腦中的思緒活動量，而那些思緒活動又反過來加劇身體症狀。基本上，我被困在圈套裡動彈不得了。」

關於現代人的大腦的主要問題在於，人類在演化過程中，心智活動變得更加複雜而忙碌，但我們的威脅偵測系統（又稱為「戰或逃」反應）卻不想關機，因而啟動一連串身心反應。

了解混亂的心智狀態

所以蘇珊到底怎麼了？

．蘇珊起床後發現自己快要遲到，因此倍感壓力。她的「戰或逃」威脅偵測中心（即腦部右側的杏仁核）活化後告訴她：「準備好面對威脅或危險！」請把杏仁核想像成緊急警報系統，一旦觸發，就會啟動一連串身體與心理反應。在真正危急的時刻，這套優秀的系統超級好用；在實際遇上危機或威脅時，它能賦予我們必要的能量與腎上腺素，預防我們受到傷害。然而，當它不顧現實情況轟轟作響、太過誇大自己的地位，或想都沒想就動起來時，可就令人傷腦筋了。

- 在蘇珊睡過頭的場景中，這種威脅狀態會啟動大量身心反應，導致大腦和身體忙亂不堪。這時她的身心處於高度戒備狀態，大腦也開始極速運轉。
- 蘇珊的大腦正在做它覺得該做的事——對威脅作出反應，但其實那是小題大作，所以對她並沒有實質幫助。不僅如此，因為她體內的皮質醇和腎上腺素等荷爾蒙也增加，導致蘇珊覺得危險或威脅更迫在眉睫。她的身體已經準備好和一頭老虎搏鬥，但其實她只是上班遲到而已呀！之所以如此，是因為杏仁核活化或高度戒備時，也會釋放皮質醇和腎上腺素等荷爾蒙，導致體內某些系統運作得更起勁、更快速。如果你曾在苦惱時，覺得心跳加速、呼吸急促或胃腸翻攪，很可能就是這些荷爾蒙在作用，但你不會因此受傷。（大腦以為自己在幫你，實際上卻不然。）這是一種經過設定的反應，稱為「交感神經系統活化」，本質上它是一種警示系統，用來警惕你小心潛伏的危險。

- 上述反應造成急迫感或威脅感，使得大腦和身體覺得必須保護自己或趕快逃走。這時候，心智因為必須應付洶湧而至的思緒、煩惱和憂慮，而開始超速運轉。這個過程非常累人，往往令大多數人覺得無能為力。

這聽起來是不是很耳熟呀？

打破焦慮迴圈

問題在於，如果我們完全沒意識到這樣的活動，大腦便不會管控或過濾它。蘇珊陷入了焦慮迴圈——她的心不停在原地打轉，再加上她錯把注意力放在所有浮現的煩惱，反而使情況更加惡化。

所幸還是有辦法，可以幫助蘇珊克服類似的情況。蘇珊只要察覺到內心活動後暫停片刻、運用十分鐘入禪休息法的技巧放慢身心步調，就能重拾判斷力、回復到健全的精神狀態。蘇珊有能力打破焦慮迴圈。

關閉威脅偵測系統

你將學到能有效、快速關閉大腦威脅偵測系統的技巧與原則。**請記得，若**

你能啟動某個東西，你通常也能關閉它。就蘇珊的情況而言，十分鐘入禪休息法能幫她有效發揮能力，重新掌控住腦中的思緒列車。

當我們知道自己握有能暫停、終止或抑制失控思緒的技巧，而得以重拾對人生的掌控感時，能深感自信與充滿力量。同時你能抑制交感神經反應（見第八一至八二頁），迎來更活躍的副交感神經反應（旨在使運作速度放慢）——你可以把這套系統想像成一套加速器與減速器。藉由關閉威脅偵測中心，就能同步活化其他更有益於調節注意力、情緒和自我覺察的腦區。而研究學者也指出，每天實行正念的人可以強化腦中促進調節能力與身心平衡的區域，而釋放出令人更平靜且「感覺良好」的化學物質（如多巴胺和血清素），因此使人感到自在又主宰。

那我們來試試看吧！

不論我們身處什麼情況，當下總有一些需要努力克服的難關。這是我們人性的本質。然而，「大腦該如何應付種種人生考驗」往往是一大難題——尤其當我們的思考模式傾向妄下判斷或過度思慮，內心的批評聲音又老是占據認知焦點時……就讓我們一起嘗試下面的小活動，稍微體驗一下新的生活方式：

花點時間……

請花一分鐘，專注於此刻生活中使你焦慮或煩躁的事物（但不是指目前生活中的重大事件，而是指惹人焦躁的小小煩惱）。在你停止勾勒腦海情境前，我只想請你下定決心做一件事：絕不試圖操控內心浮現的事物，而是任由它們存在就好。

現在，請閉上眼睛，坐得舒服點，任由情境衍生的思緒浮現於心，然後留著它們。除了平靜呼吸，什麼也別做。

重要的是，你正**挺身面向**困擾自己的事物，不再試圖阻擋、停止或推開煩惱，而是引領煩惱進入你的當下覺察——有點像是允許一道光芒，照亮正發生在你生命中的一切事物。那是一道撫慰人心的柔和光芒，可以立即帶來放鬆或澄澈感。稍後你也會聽到我談論更多所謂「活在當下」之道——它能大幅幫助你平息心靈鬧劇。

請把你注意到的現象，簡單記錄在左方空白處，或你的特別筆記本上。暫停片刻後，你對同一個情境有什麼感覺？

當時腦海裡浮現什麼思緒？

你注意到身體發生什麼變化？

記住，答案沒有對錯之分。你只是帶著純粹的好奇，去更加了解自己的心，並逐步邁向困擾你的事物，不再落荒而逃。

這些都不是你的錯

這邊我想強調，我們無法篩選發育期間進入大腦的訊息。舉例來說，就像我們知道某些人格類型容易憂慮，我們也知道，那些在成長階段輸入大腦的訊息，將顯著影響我們在日常生活中應對特定情境的方式。

先天的基因組成，再加上發育期間餵養的訊息，形塑了今天我們擁有的大腦。也許有時候，眼下的人生對成年的你來說十分辛苦，但**那不是你的錯**。

現實情況是，許多人都活在一套不斷放映於心的強烈自我批判劇本中，導致我們開始懷疑自己的價值和意義。因此，請你暫時停下來，坐著想想這句話：**那不是我的錯**。我們常告訴自己：「一切都怪我自己。」而我認為這是我們對自己說過的最令人痛苦的謊言，也是萬般苦惱的根源。

花點時間……

現在，請你花點時間停下來，仔細思量一下：無論你的嚴苛大腦告訴你什麼故事，或它正上演什麼樣的鬧劇，**那都不是你的錯。真的。不是你把大腦設定成那樣的。**

再說一次，請留意心中出現哪些思緒與感覺，然後任由它們存在就好。不論出現什麼反應，都沒有對錯之分。（承認那不是你的錯時，如果感到一點情緒起伏，也不必太過驚訝。）

一旦認知到「無論早年大腦設定成怎樣都不是你的錯」時，你就朝著擺脫無力感的方向又邁進一步，不再總是覺得無可奈何，而能感受到前所未有的自由。光是拾起本書閱讀就值得振奮，這表示你拒絕繼續處於無能為力的狀態。

如果你比別人幸運，成長於溫暖、安全、善於鼓勵且功能健全的家庭，從沒遭遇過任何重大創傷事件，那麼很有可能：

- 你順利發揮了自己的能力；
- 多半時候，你的大腦或許都以有益的方式運作。

基本上，你的大腦已經設定成對你有益的運作方式。我不是在說你的人生十全十美，再也沒有遭遇困境的時候。我的意思是，相較於適應不良，你的心智更懂得順應生活中的各種事件。

然而，如果你就和我們大多數人一樣，承受過一些負面訊息、逆境事件，以及不盡理想的家庭或社會體制，那麼很有可能，你的大腦並非總是以對你最好的方式運作，而是設定成要自動保護、防衛、對抗，或習慣從比較負面的觀點來看事情。不過，那並不能用來定義你是個怎樣的人。

重新設定大腦

你的大腦可塑性（也就是我之前提過的靈活性）可能也不像你所需要的那樣強固。而訊息傳遞路徑（你的電路板）也一樣，其中有些模式可能不夠牢固或連結錯誤，因而妨礙大腦處理訊息的過程。

有些人在某些情況下會怒不可遏，可能就是因為他們的心智已經學會那種反應方式。不過話說回來，請別絕望看待剛才傳達的任何一絲訊息。大好消息是，大腦能重新設定成更有效益的運作模式——已經習得的模式依然可以拋諸腦後。

如果有個小男孩，常聽到人家罵他沒用、太胖或不夠好，又曾目睹酒醉的父親毆打母親，在學校也被霸凌，那麼在多數時間裡，他的大腦很可能都在威脅及自我批判的模式下運作。

他的大腦已經被設定成恐懼與不信任模式，但那不是他的錯。他不幸經歷過悽慘的事件，而大腦吸收了那些經驗。人生畢竟充滿困頓，除非他設法改變現狀（透過十分鐘入禪休息法或其他鍛鍊計畫），並重新訓練大腦，否則大概會對自我、他人及周遭世界懷有許多負面信念。

如果有個小女孩，從小就常被孤伶伶放著不管，不但被罵又醜又笨，還受到虐待，那麼同樣地，她的大腦也會經常在威脅及自我批判的模式下運作。而這種情況也可能延續至成年期，直到她採取行動改變為止。她的大腦已經被設定成防衛、保護、對抗與退縮模式，但那不是她的錯。她不幸經歷過悽慘的事件，而大腦吸收了那些經驗。人生畢竟充滿困頓，除非她設法改變現狀，否則她大概也會對自我、他人及世界懷有許多負面信念。

老掉牙的問題：羞恥

我協助臨終個案的日子裡，常聽他們談到羞恥。在人生的最後階段，他們帶著羞愧提及祕密、懊悔，以及但願往事能夠重來的遺憾。我也常目睹個案在有機會談論引起他們羞恥的事情後，總算能達到平和恬淡的境界。其中的關鍵就在於：放下。

然而，多數自助書籍都略過我們親愛的老朋友「羞恥」不談，但如果大腦經常在愧疚狀態下運作，你就可能開始相信內心的聲音說你：

- 比不上別人。
- 不夠好。
- 很沒用。

- 不值得被愛。
- 孤立無援。

這份清單還可以繼續列下去。雖然羞恥有很多定義，不過根據我的經驗，人一旦由衷相信自己所遭遇的負面經歷或批評是真相後，就會產生羞恥感。這麼說吧，他們挑剔的大腦先出現一個想法，例如：「你又失敗了。」然後，隨著羞恥感出現，想法就被解讀成信念：「**我就是個失敗者**。」

前面已經談過，我們的出身背景和早期經驗會影響大腦，而大腦又會影響我們的反應模式、觸發機制、思考方式和情緒感受。此外，早年生活的負面經驗也常會殘留下一股宛如燃料般的羞恥感，不斷激活上述的負面反應模式。

羞恥就像黏答答又甩不掉的爛泥巴。我從自身經驗中發現，羞恥是人類多數煩憂的潛藏催化劑，但我們卻往往不夠重視它——我不認同這種處理方式，畢竟，除非你好好傾聽它的聲音，不然羞恥這種東西總會不斷回來糾纏你。因此，在十分鐘入禪休息法中，羞恥將坦蕩蕩地占有一席之地。我們會把羞恥當成受歡迎的貴客，用悲憫、接納和坦誠來善待它。

花點時間……

現在請你花點時間想一想，自己是否也心懷一絲羞恥感。

接著再花一些時間，找出你覺得羞恥的那一部分自我。我建議你試試一個簡單的動作：懷著這股羞恥感（不論那是什麼）坐著片刻，然後把它當成客人好好歡迎。接下來你唯一要做的事，就是在這一刻善待自己。

描述一下剛剛發生在你身上的事：

如果你曾經懷疑過自己夠不夠好、夠不夠討人喜愛、夠不夠有價值，或夠不夠重要，那麼你很可能也活在某種程度的羞恥當中。羞恥會以各種形式和面貌出現，但謝天謝地——如同大部分事物，羞恥是習得而來，所以也可以丟掉、重新學習。

羞恥與罪惡——兩者不一樣！

身為治療師，我有把握地說，幾乎每一位我治療過的個案所面臨的困境都和「羞恥」有很大關係。仔細辨別「羞恥」和「罪惡」的差異至關重要。當我為待人無禮或犯錯而造成的傷害感到抱歉時，我感受到的是「罪惡」。然而，當我待人無禮或犯錯後就由衷相信自己是壞人，這時感受到的就是「羞恥」。「羞恥」是有害的，我們必須鼓起勇氣來面對；「羞恥」亟需我們關注或認可，但我們往往視而不見。

我們處理羞恥感的方式往往無濟於事，而我把這種無效策略稱為「3S」：

- 保持沉默。（Keep it **Silent**）
- 祕而不宣。（Keep it **Secret**）
- 大聲壓制。（**Shout** it down）

我們在生活中如何發揮3S策略呢？一旦我們認為「自己不夠好」，我們就會開始逃避，試圖轉移注意力或封閉自我，並用具有殺傷力的方式批評或苛責自己。我們可能會沉迷於 Facebook、Twitter 或其他社群媒體，覺得世界就像那裡描繪的那樣，充滿精采的生活、美滿的家庭、歡樂的時光，以及數不盡的好朋友。然而諷刺的是，孤獨感調查顯示，人類從沒像現在這麼孤獨過。

在十分鐘入禪休息法中，我建議用替代策略——「3A」，來調適感到羞恥的自己：

- ・關注。（**Attend** it）
- ・宣告。（**Announce** it）
- ・理解。（**Appreciate** it）

我們不再勉強羞人的思緒保持沉默，而是開始**關注**它；我們不再將它祕而不宣，而是**宣告**它的存在（就算只對自己宣告也一樣）；我們不再大聲壓制它，而是開始**理解**它。我熱切地相信，這麼做就能大大改變我們的人生。從停止恥感行為（shame-based behaviours）的那一刻起，我們便是以更多的仁慈、悲憫和接納來擁抱自己。請記得，我們每個人都在某方面苦苦掙扎著，而這種不完美正是我們人性的一部分。

一旦我們明白大腦的羞恥感設定並非亙古不變，便能感受到莫大的自由。

透過十分鐘入禪休息法，你將掌握平靜內心的竅門，以便心智吸收更多新知與經驗，並用更強健、更靈活變通的模式，來取代以前的羞愧模式。

既然你對心智運作模式已經有了基本概念，就代表你即將展開全新的生活方式了！現在，就讓我們開始學習相關技巧與原則——此刻，它們就是你日常生活的一環。在下一章，我們會先介紹日常心理鍛鍊的前兩個步驟：停下來與察看。

PART II

實際操作

在這十分鐘裡，你是運用結合多種心理學模式，
且經過臨床研究的強效技巧，來放慢大腦處理訊息的速度，
並重整無益的思考模式。

Ten to Zen

4
第一分鐘：停下來與察看

去年約莫耶誕節時，我和伴侶及朋友們一同去了紐約。有天傍晚我們走在布魯克林大橋上，朝著紐約天際線前進，接著天空飄起雪來，眼前頓時浮現一幅你所能想像到的最美的景色。這一刻充滿了驚奇，幾乎就像在懇求每一個人駐足欣賞，卻沒幾個人停下腳步。我站在橋上，渾然忘我沉醉在那一刻，卻眼見旁人都匆忙趕往各自的目的地，心裡忽然襲來一陣悲傷。對那些人來說，駐足留步不是他們的選項，但如果他們能在那一刻停下腳步，便能感受到滿滿的魔力。

這種魔力不見得非得去布魯克林大橋上尋找，只要練習十分鐘入禪休息法，每天花一點時間停下沉澱，就能創造出充滿喜悅、覺察和洞見的一刻。

開始行動

到這個階段，你已經了解這套日常心理鍛鍊的部分原理。我們在第一部分談過：

- 你需要十分鐘入禪休息法的可能原因。
- 這套休息法的內容。
- 你必須採取的行動。
- 你如何從中獲益。
- 大腦如何運作。
- 何以心智不一定總以對你有益的方式運作。
- 羞恥的影響。

現在我們要來談談實際技巧。繼續深入介紹前，我想重申：雖然你可能得花一點時間才能學會這套休息法，但實際操作就真的只需要十分鐘。

我確信你已經了解到，這十分鐘不是要你停下放空，也不是短暫休息或小睡一下那麼簡單。在這十分鐘裡，你是運用結合多種心理學模式，且經過臨床研究的強效技巧，來放慢大腦處理訊息的速度，並重整無益的思考模式。我要再次強調，這些掃除你心靈迷霧的技巧只是鍛鍊的一部分。與此同時，你將以嶄新的角度理解自我，並感到更冷靜沉著、更有掌控感。等你學成以後，就能輕而易舉地應用這些技巧——不過一開始還是得先投入時間、精力和承諾。

我特意將這十分鐘設計地條理分明，是因為我發現高結構化休息法最有幫助。透過這些技巧，你就能適時抵達一個寂靜澄淨的場所。

我一些個案喜歡將這十分鐘（且每一分鐘都架構清晰與規劃清楚）視為迷你休息時間，或是一小段放鬆的「停機時間」。概括而言，內容看起來就像這樣：

第一分鐘：步驟一	停下來
第一分鐘：步驟二	察看
第二、三分鐘：步驟三	抵達禪定般寧靜的心理空間
第四、五分鐘：步驟四	在這個空間中放鬆並放慢腳步
第六、七分鐘：步驟五	找出新視角與新思維
第八、九分鐘：步驟六	恢復元氣
第十分鐘：步驟七	慢慢回到真實世界，準備好克服當天一切挑戰

最佳鍛鍊時機

如果條件允許，我建議你在一天之始進行鍛鍊——這有助於大腦在接下來一整天以更有助益的方式運作。如果你能在晨間替大腦營造秩序感，接下來整天你都會因此受益。同時，這項晨間鍛鍊也提醒著你：隨著每一次鍛鍊，你都微妙影響了大腦的運作方式。

然而，有些人實在沒辦法在一天之初鍛鍊，因此你也可以依自己的作息和生活方式，找出適合的鍛鍊時刻。也許一天中總有某些時刻對你來說比較難熬，那大概就是運用十分鐘入禪休息法的好時機。

比方說，有些人覺得夜晚和入睡時分很難捱。如果你有同樣的困擾，可以先試著於睡前練習，若結果對你有幫助，也可以在就寢時刻進行鍛鍊。

此外，休息法也不僅限於每天十分鐘。姑且這麼說吧，如果你需要「快進快出」，在一天數個時間點運用休息法，那也是個合理實際的選擇。

我不想針對這個問題訂立太多規定，我相信，你們每一個人都會找出有效的實踐方式。不過我建議各位謹記，這套休息法的最核心層面在於：在一開始承諾停下。如果連步驟一——完全暫停一切活動並「花點時間」也沒辦法，就不可能完成其餘的步驟。

話雖如此，我也想提醒你注意自己的疲勞狀態。大家在運用各種冥想技巧時常犯一個錯誤，就是把冥想時間當成休息或小睡的機會。但其實反過來說才對，這段時間應該是徹底清醒、徹底覺察的機會。如果你注意到自己昏昏欲睡，就要有意識地坐直或站直，用理智而清醒的態度來迎接新的可能。就如同你看見重要人士入內時會正襟危坐一樣，當鍛鍊十分鐘入禪休息法時，請務必要對自己說：我不是鬧著玩的。

步驟一：停下來

這一章將為你清楚解說第一分鐘的流程。我建議你慢慢閱讀每個部分，爾後停下來、盡可能完成步驟一的練習指示。不過，你可能需要一些時間來練習相關技巧。在我的工作坊中，大家有一整天的時間可以聚在一起、練習所有技巧和原則。但當你練習本書提供的技巧與原則時，只需一步一腳印，準備好後再邁向下一階段就行了。

停下來的時刻

在你計畫如何「停下來」時，可以想一想下列問題：

- 我能全心投入這段時間，不用擔心被打擾嗎？
- 四周環境夠安靜嗎？或者我可以設法讓周遭在這十分鐘夠安靜？

記住，你正準備停下來，好讓心智引擎冷卻——當務之急就是防止它過熱當機。花時間這麼做，意味著你決定珍視自己，認真看待自己的心理健康。

在這個階段花時間體會「停下來」的概念看似冗贅多餘。但如果不這麼做，就形同建議別人上健身房不找教練。「停下來」及「計畫如何停下來」兩者皆不可或缺，更何況這也不是我們嫻熟的技能。

好消息是，打從你決定停下來的那一刻，你離練成十分鐘入禪休息法的那天就不遠了，而其餘部分都能透過練習水到渠成。因此，不論你在何時、何地停下來，都請你：

- 全心投入這段時間。
- 確保你待在舒適的空間。（不然就請你設法營造出舒服的環境。）
- 抽出一段杜絕干擾的時間。
- 保持心胸開放。
- 明白這十分鐘將帶給你無窮的生命價值。

你應該排除萬難「停下來」的原因

關鍵正是在最初那一刻停下來——不管原本在做什麼都通通斷電停機。當大腦處在威脅模式時，並無法吸收它所需的有益資訊；光是嚷嚷著「冷靜」，根本無法按下釋出大腦空間的開關——因此我才運用（先前解釋過的）實證技巧。

現在我想直接切入重點。對大多數人來說，步驟一：「停下來」將會是最大的挑戰。難以停下來的原因固然很多，這邊只列出我推測最可能出現的五大理由：

一、「我太忙了。」

二、「我找不到任何安靜的地方待著。」

三、「冥想或靜坐對我沒效。」

四、「我不確定這個方法對我這種人有用。」

五、「我每天都有更重要的事要做。」

這些理由我已聽過千百遍，現在就讓我一一擊破吧：

一、每個人每天一定能擠出十分鐘來，「我很忙」或許只是逃避改變的藉口——呃，我知道這話很刺耳，但不著邊際的好聽話又不見得能激勵各位改變。

二、即使是關在浴室戴上耳塞也好，你一定能找到某個安靜的地方待著。

三、這不只是冥想或靜坐而已，而是一套平靜內心、改變生活方式的心理鍛鍊。

四、這套解決方法對大多數人都有用。我們都是長著一顆腦袋的人類，而研究也已證實，這套技巧能刺激大腦產生有利的改變。

五、沒有什麼事比照顧你的心更重要！

我希望這看起來還算合理。如果不趁現在把話挑明，之後你可能會找藉口拖延或停止鍛鍊——這對你一點幫助也沒有。平心而論，撇開實際的難處不談，我承認有些人會覺得「停下來」有點可怕，或對靜坐過程中可能「出現」的狀況感到焦慮。

請你試著放輕鬆，相信無論出現什麼狀況，你幾乎都有把握能夠搞定。再說，不管出現的是念頭、情緒或身體感覺，終究是其來有自，都需要受到你的肯定。（**然而，如果你真的不堪負荷，或認為自己的情況需要專業支援，請你務必尋求專家協助。**）

誠如我說過的，要在何時、何地及如何停下來，完全由你做主。最重要的是，每天都要全心投入鍛鍊。就像刷牙或散步一樣，關鍵在於日復一日的實踐練習。

步驟二：察看

我們和老朋友或關心的人碰面時，通常第一件事就是問問他們最近好嗎。雖然有時這只是禮貌性的開場白，但要是對方和自己關係親密，我們就會真心好奇他的近況。如果對方幸福快樂，我們欣然接納；倘若對方傷心煩惱，我們同樣接納（通常還會設法提供支援）。若對方感受到我們的關心，或更重要的是，知道我們在那一刻還如實接納他們的面貌，他們心中無疑能更舒坦。

然而，當我們在面對自己，尤其是處理自己的「負面情緒」時，情況怎麼就相反了？在此，我要問你一個問題：你上一次停下來、察看自己的狀態是什麼時候？

我猜猜看，頻率大概沒有像天天刷牙那麼規律吧？我們居然把牙齒看得比心智更重要——真是妙極了！以後大家的墓誌銘可以寫著：「腦筋徹底秀逗，但牙齒美美壯壯。」牙醫師肯定覺得這是件好事，而我當然也舉雙手贊成注意口腔衛生。但是，我們竟只付出微薄的時間與心力照料心理健康——這難道不令人吃驚嗎？

此外，「疏於照顧自我」也是憂鬱症患者的常見特徵，之後我會簡單談談這點。你大概看得出來，我熱切地希望促進健全的心理安適感，並由衷相信健康的心智能帶給我們更幸福的人生。我也相信，用憂鬱症或焦慮症之類的廣義診斷給人貼標籤，不一定總有幫助。

事實上，我們在生命中不同時間點，都會經歷心境改變與程度不等的焦慮。憂鬱症從來就不只是憂鬱，多半還揉雜了焦慮、恐慌，甚至強迫特質，而我相信承認「我們終究不過是人」才是更合理的對策。我們時而掙扎，時而崩潰，時而迷惘，時而消沉，時而憂慮。儘管如此，人生依然可以精采非凡，能夠充滿冒險與樂趣。因此，我相信我們有必要花點時間停下來，多加品嘗生命中更燦爛的時光。

尤其在英國，我們從小就被灌輸「面臨難關時，要繃緊上唇強自鎮定並再接再厲」，但令人存疑的是，這麼做究竟有多大幫助？我也可以列出無數句安慰處於痛苦低潮者的陳腔濫調：

‧「你只能打落牙齒和血吞啦！」
‧「抱怨又沒有用。」
‧「像個男人好嗎？」
‧「這不是最糟的情況。」
‧「世上還有很多人比你更辛苦。」

簡直就像有一條不許我們察看內在狀態，或表達自身難處的行為準則。尤其在「男孩不許哭」的文化環境中，我想這更是眾多男性切身相關的問題。

不過，我所謂的「察看內在狀態」，並非鼓吹你對著鏡子或在公共場所自言自語。老實說，這種行為看起來的確有點怪異，萬一誰因此被抓起來我可不想負責。話雖如此，我還是建議你用十分鐘入禪休息法的第一分鐘來察看自身狀態。

花點時間……

我假設你已經停下手邊一切事務，並待在某個不受干擾的安靜場所。你只需閉上眼睛坐好，並抱持下述兩個想法，便邁開了鍛鍊的第一步：

- 問問自己今天過得如何，有什麼感受或情緒？
- 不論你今天感覺如何，都沒有關係，請你完全予以接納。

在實踐日常鍛鍊之際，你的狀態看起來如何呢？有時候，辨識情緒是很棘手的工作，因為許多人都在拚命抗拒不痛快的情緒，如：

· 悲傷。
· 氣惱。
· 憤怒。
· 嫉妒。
· 焦慮。
· 沮喪。

而正面情緒通常讓我們感到更舒服自在，如：

· 快樂。
· 滿足。

・平和。
・寧靜。
・興奮。
・愛。

這份清單一樣可以無止盡地列下去。不過現在重要的是，你察看自我時發生了什麼事？你對此刻的自身狀態有自覺嗎？也許，現在正是暫停一下並察看內在狀態的好時機。

你的真實感受是什麼？

要是感覺不好怎麼辦？

當我們感受到所謂的「負面情緒」時，腦中可能出現一位鮮明的批評家，告訴我們這是該受的、錯誤的、不好的或有害的情緒，無論如何都該除之而後快。甚至，這位批評家還會主動找出更多證據來支持上述負面想法，使我們更加苦惱。問題在於，那類批評會強化我們的「負面情緒」，如果我們置之不理，那些情緒一定會回來糾纏我們——就像在派對上喝得醉醺醺的朋友，一、兩杯黃湯下肚就纏著你不放，非要你好好認可他們才肯罷休。

換個輕鬆逗趣的角度想，這個聒噪的內在聲音就像知名電視節目《大青蛙劇場》（*The Muppet Show*）裡，那兩個坐在陽台上、對一切事物都有意見的老男人。因此，請試著了解你腦中那位批評家，但要明白主導權並不在它手上——你不必聽命於它，或把它當一回事。它不過是你腦中積習難改的模式，或經過設定的反應。讀過第三章後，你已經更了解人類心智的運作方式，知道毋須理會腦中批判的聲音。

另一方面，相較於使用「負面情緒」一詞，我更喜歡把它們當作無異於快樂或高興的「人類情緒」。那些情緒教給我們不同的道理，沒有對錯好壞之分。它們純粹是在特定的時間點，指出了我們內在的某種需求，只要我們透過下列方式照應這些情緒，就能把握住成長的機會：

一、承認情緒。

二、接納情緒。

這麼做，立刻放鬆而寧靜

你可能正在納悶，這第一分鐘的察看究竟有什麼幫助。在我看來，「察看」是使內心漸趨平靜、幫助個人減輕內在困擾的必要之舉。

你曾經對別人很不爽，或擔心別人不滿你嗎？如果你不去處理這個問題，會導致什麼結果？在大部分情況下，唯有我們著手處理問題才能改善局面，否則問題只會越來越嚴重。這和我們如何處理跟自我的關係別無二致，我們越忽視自己的不快感受，那些感受就越變本加厲。

花點時間想一想，你要耗費多少力氣才能對抗「負面情緒」，或嘗試維持「正面情緒」？當我們如實接納這些情緒——無論好壞——剎那間你就能感受到一股從容自在。本來就沒有什麼好對抗的。這些情緒不會傷害你，而它們當然也不能代表你。當你肯定它們，甚至歡迎這些情緒入內、接納它們，便有助於抑制腦中過度活躍的威脅偵測中心。

如此說來，所謂的「察看」正是——觀照自我，看看那一刻發生了什麼事。在這第一分鐘把目光轉向自我，幾乎立刻就能產生放鬆而寧靜的感覺——實際做來就是這麼簡單。隨著「明智我」（wise self）在心中出現，頃刻間，你再也不是孤軍奮鬥了！同樣地，你也瞬間在自我與情緒間創造出一種空間感——一個用來呼吸及理解此時此刻的空間。這時候，你已經來到「十分鐘入禪式恬靜心境」的初步階段。

如果我還不能說服你相信第一分鐘的價值，或許來自調查、研究和腦部掃描的證據能讓你改觀：

- 當你跳脫不假思索的行為模式時，便能減緩腦中的混亂活動。
- 當你肯定並照應自己的情緒時，便能減輕苦惱程度。
- 當你覺察自我受到看顧時，便能湧現出一股寬慰感。
- 你不再感到那麼孤獨。
- 你正在實踐自我照顧，而大腦也會相應產生正向改變。
- 透過主動投入一項新行為，你已經開始改掉無益的舊有模式、訊息傳遞路徑（神經迴路）和大腦可塑性（靈活性）。

我認為，僅是第一分鐘就發生了如此美妙的事，實在很了不起！只要花短短一分鐘來觀照自我並察看內在，就能平靜內心、改變大腦、打開新視角。

接下來幾分鐘發生的事情，純粹是要提升、鞏固並強化這項改變人生的方案。不過，繼續說明十分鐘入禪休息法下一個階段前，我們要先來實測剛才介紹的內容。就讓我們再練習一次前兩個步驟吧！

花點時間……

重複步驟一與步驟二

馬上停止你正在做的事。請放下手上的書本，讓自己放鬆，並閉上雙眼（如果這對你有幫助的話）。現在，你只要確認在接下來一分鐘裡，自己將照著下列指示去做：

- 察看自己今天過得如何——你現在感覺怎樣？別作出任何評斷，別去劃分對、錯、好、壞。此時此刻，你的狀態如何？

．無論出現什麼情緒，你只需要肯定它們、將其視為人性的一部分予以接納就好，並相信它們將教會我們一些事情。別試圖改變、擺脫、壓抑，或找更多理由來印證它們。

把你注意到的事物記錄下來——而且我建議你，只要有機會，就抽出一點時間來練習這項技巧。一開始可以是一天一次或一天數次，只要練到游刃有餘並「徹底搞懂」的程度就行。

5

第二、三分鐘：抵達寧靜空間

我想你一定也聽過人家這麼說，有時候，我們只是需要遠離一切塵囂。而這部分鍛鍊正是要幫助你：遠離一切喧擾，為內心找到一個更寧靜的所在。從現實面來看，我們都知道自己不可能立馬跳上郵輪或搭乘下一班前往巴哈馬的飛機，但有其他方法，能幫我們迅速抵達某個想像中的場所，迅速安頓內心。

當我對人生（無論是私人生活或專業工作）的挑戰感到不堪負荷時，我常會使用這項技巧。我可以將自己的心，帶往屬於我的禪境或寧靜空間（那是位於紐西蘭的一潭湖水），並於頃刻間感到更從容自在，明心若鏡。

步驟三：抵達寧靜空間

目前為止，你已經順利完成步驟一與步驟二：

一、停下來。

二、察看。

在下一個階段，你的任務是找出心中禪意十足或寧靜的空間。

誠如先前所述，我會運用源自EMDR的「敲打」技巧——嚴格來說稱作「雙測刺激」，而它也常被視為一種尋找「安全處所」的訓練。我希望你不會對上述術語感到反感，只要知道這項訓練的實際功用就好。在這裡，我們純粹把EMDR當成用來快速平靜內心的「根植大地」技巧。一旦你熟練與掌握這項技巧後，便能在你的日常心理鍛鍊中、緊接「停下來」與「察看」後，花兩分鐘運用這項技術。

接下來，我會用「前往心中的**寧靜空間**」來描述這個鍛鍊階段。而在練習時搭配「敲打」技巧，有助於你感到更踏實而安全——即使你正在跟痛苦的情緒或回憶周旋也不例外。

這個方法有個驚人的好處：藉由為大腦安裝下述三個步驟，能使大腦迅速抵達平和寂靜的狀態：

一、**視覺化**：在心中勾勒出一個靜謐、禪境般的空間。
二、**語言**：為你的寧靜空間命名。
三、**敲打**：（容我為此多作一點解釋。）

在十分鐘入禪休息法中，我們要配合節奏左右手交替活動，進行簡單而**緩**

慢的「敲打」。你可以敲打大腿，也可以將雙手環抱胸前（呈蝴蝶抱 [butterfly hug] 姿勢），敲打雙臂。

我可以想像你現在很困惑，不知這麼做的意義何在。簡單說，我們已經從研究中得知「敲打」有以下作用：

一、達到放鬆效果。
二、活絡思緒。
三、讓你創造出一些心理距離，得以退一步看待自己的問題。
四、減輕煩憂。

然而，目前學界對「敲打」何以有上述成效仍爭論不休，這也是神經科學界的熱門研究主題。其中有個學派主張，敲打動作製造的生理刺激宛如一種「轉移」（diversion）策略，有助於大腦形塑新的正向反應。不過在十分鐘入禪休息法中，我們只要知道「敲打」有幫助就行了。當我們利用畫面、文字與敲打創造出自己的寧靜空間時，基本上就是在告訴大腦準備「裝載」這幅正向、療癒的圖像——它能引領我們至更平靜的情緒狀態，感受更放鬆的身體感覺。每當你閉上雙眼，一邊前往屬於你的寧靜空間一邊「敲打」，就可以啟動這套安裝程序。

注意事項：

如果你對感官刺激會過度敏感（hypersensitivity），例如患有神經方面疾病、腦部損傷、偏頭痛、癲癇、複合型創傷後壓力症候群（complex PTSD），或是曾被診斷出解離型認同疾患（dissociative identity disorder，DID），在這個階段就不得使用敲打法。如果你有任何疑慮或需要指導，請諮詢受過專業訓練的EMDR治療師。同樣地，如果你在運用上述技巧時，感到任何不適或牽動了痛苦經驗（但我要強調這種情況非常罕見），也可以換個你覺得更舒服的練習（如：單純深呼吸）來代替敲打法。不過話說回來，對於絕大多數人而言，敲打法依然是安全又有效的技術，能夠立即帶來舒緩效果。

安裝屬於你的寧靜空間

雖然這項技能需要練習，但一旦練成後就能發揮極大作用，可以迅速減輕你內心活動的紛亂程度。這項技能的概念是，首先你要為內心「安裝」一個寧靜空間，經過一番努力練習後，就能在平常運用十分鐘入禪休息法時，即刻抵達那個寧靜空間。讓我再次向你保證，這是一項簡單、安全又有效的技巧。

視覺化你的寧靜空間

現在請你花些時間，找出心中那個象徵安詳、平靜和放鬆的所在——真實存在或虛擬想像的都可以。雖然常見的選項是海濱、群山、鄉間和湖畔，不過你想選什麼皆可。重要的是，這對你來說是一個獨特的場所，是一個專屬於你的空間，將成為你避世獨處的地方。未來在十分鐘入禪休息法中，你會每天造訪那裡，所以請花點時間好好想想你的選擇。此外，每一回練習十分鐘入禪休息法時，也會用到同樣的空間——熟悉感有助於加強平靜、放鬆的感覺。

當你找出自己的寧靜空間後，就請你闔上雙眼，在這個空間定心靜坐，並留心自己看到和感覺到的一切，如顏色、氣味、觸覺和聲音等。請全然融入其中片刻，純然享受隨之而來的解脫與自由。這是專屬於你的時空；這是安全之域、寧靜之所、平和之地。

等你盡情享受了一會兒後，請你注意身體有哪些地方，出現一絲溫暖的感覺或感受。接著請你吸氣，把這些感覺和感受吸入體內，慢慢品嘗此刻流過身心的平靜與放鬆，再輕輕張開你的雙眼。

花點時間……

把你選擇的寧靜空間，以及隨之而來的種種聲音、氣味、觸覺等，都記錄在左方空白處。當你讓自己的心前往那裡時，你的身體出現了什麼感覺？

為寧靜空間命名

既然你已經找好寧靜空間，也體驗過啟程帶來的沉靜，現在我想請你為這個空間選擇一組詞語或名稱。重點是這個關鍵字對你來說別具意義，能幫你在心中迅速視覺化這個寧靜空間。舉例來說，我的寧靜空間是紐西蘭的錫巴戈湖（Sebago Lake），關鍵字是「恬靜」（serenity）。現在，請你也選出自己的關鍵字，而我建議你馬上把它寫下來。

花點時間……

將你為寧靜空間選用的詞語或名稱寫在這裡：

請你再次閉上雙眼，想像自己處於寧靜空間中，並在心中大聲複誦五遍你為它選擇的名稱或詞語，讓這幅畫面和關鍵字裝載於心。如此一來，每當你練習十分鐘入禪休息法時，你的心就會不自覺地前往這個寧靜場域。一旦完成安裝，並經過一番努力練習後，你在日常鍛鍊時只需要念一次關鍵字，便可置身其中。

藉由敲打輸入訊息

安裝寧靜空間的最後一步，就是再進行一次前述所有步驟，只是這一回要加上「敲打」：

- 閉上眼睛。
- 前往屬於你的寧靜空間。
- 在心中大聲默念你選擇的詞語或名稱。
- 當你抵達寧靜空間且心中縈繞著關鍵字後，就可以開始敲打，完成為大腦安裝寧靜空間的程序。

只要繼續在心中想著寧靜空間以及你的關鍵字就好，其他什麼也別做，然後開始敲打。請你一共敲打二十下——左右手交替，緩慢敲打大腿或上臂。（你可以輪流移動雙手宛如蝴蝶展翅般敲打上臂，或者雙臂交叉後敲打。）請記住，並非兩手同時敲打，而是一次用一隻手敲打。你可以想像成打鼓，交替拍擊，左右輪流。而且記得要慢速敲打，慢得就像你心不甘情不願替人家鼓掌一樣。

每當你鍛鍊到這個階段時，看起來就像這樣：

· 你已經完成前兩個階段——「停下來」與「察看」。

· 你已經抵達寧靜空間：

一、眼睛仍然閉著。

二、正在心中前往寧靜空間（運用視覺化練習）。

三、想著你選擇的詞語或名稱。

四、藉由敲打二十下完成安裝程序。

歡迎來到寧靜空間。下一步，請你正常呼吸，只需讓自己停留在這個心理空間兩分鐘，或者你想待多久都可以——有點像在晴朗的日子裡，坐在青綠草地上消磨時光。請你銘記在心的是，當你需要穩定情緒或讓心好好休息時，這就是你不分晝夜，隨時都可以躲避塵囂的地方。

藉由抵達寧靜空間的三個步驟——視覺化、命名和敲打，你能立刻創造出禪定般寧靜的心智狀態，幫助大腦以更有助益的方式運作。

我們從學術調查和神經科學研究知道，在這個心理鍛鍊階段，你體內會出現下列改變：

- 大腦活動速度放慢。
- 威脅偵測中心（杏仁核）的活化程度降低。
- 副交感神經系統活化，促進快樂荷爾蒙，如：多巴胺和血清素分泌。
- 湧現更深刻的沉著與寂靜感。
- 呼吸與心跳速率減緩。

花點時間……

現在就把抵達寧靜空間的三要素合起來練習吧！請你閉上眼睛，運用如前所述的視覺化、詞語和敲打技巧。

為了前往寧靜空間，請你一邊在心中想像出那裡的畫面，一邊默念關鍵字，然後交替敲打二十下。接著，請你坐在這個和平之地，享受兩分鐘的寂靜。此刻唯一的目標，就是定心靜坐，任由一切發生。請你把這裡視為徹底放鬆的地方，什麼事也別做，就讓心好好休息，放慢一切事物的腳步。

一旦你準備好，就可以試著把步驟一、步驟二和步驟三合起來練習：

- 步驟一：停下來。
- 步驟二：察看。

・步驟三：抵達屬於你的寧靜空間。

將你合併練習後的感覺記錄在這裡：

現在，你已經完成十分鐘入禪休息法的前三分鐘活動，恭喜你努力走到了這裡！我希望即使只是在這些初步階段，你也已經體會到短短三分鐘能帶來的好處。

在下一章，我們會邁入第四和第五分鐘的訓練，屆時你將運用呼吸的力量，更進一步深化你的鍛鍊歷程。

6
第四、五分鐘：呼吸練習

山繆十八歲，為了改善恐慌發作而來尋求我的協助。雖然常見的治療方法是教導患者有助於放慢身心活動的呼吸技巧，但山繆只要一把注意力放在呼吸上，就開始擔心自己會停止呼吸，結果反而導致其焦慮症狀惡化——他根本也把呼吸當作威脅來源。就像我見過的多數恐慌發作個案，山繆已陷入一道關於恐慌症狀的負面想法迴圈。

有一天我問他，過去專注於放慢呼吸或經歷恐慌發作時，呼吸真的停止過嗎？他先是頓了一頓，然後微笑回答說：「當然沒有。」奇妙的事就在那一刻發生了，突然間，他能從不同的角度來看事情。相較於視呼吸為威脅，我們從新視角切入——他可以把呼吸想像成力量與韌性的泉源，而他因此大幅好轉。

從此以後，山繆開始用呼吸平靜自己，同時也改變他對其他恐慌發作症狀的解讀方式。

當我們將意識聚焦於呼吸時，它能使我們產生不絕的力量、成為驅動我們重生蛻變的動力源——在我們感到壓力時尤其如此。在我看來，呼吸滋養心靈，如同營養素滋補身體。因此，我們將在本章探究呼吸的力量。

步驟四：呼吸練習

你已經熟悉十分鐘入禪休息法的前三分鐘，並練習過放慢心智活動的技巧。在這一章，我們將聚焦於接下來兩分鐘，更進一步平息不必要的心智活動。到目前為止，你已經：

一、停下來。

二、察看。

三、抵達屬於你的寧靜空間。

在下個階段，我們要運用一項垂手可得，且最有助於穩定身心、平靜內心的工具之一——**呼吸**。

回到駕駛座上

我們一天二十四小時、活在這顆星球上的每一刻都在呼吸。若提到「將自我錨定在當下」的方式，「連結並專注於呼吸」便是最令人驚豔、簡單且肯定生命價值的方法之一。

「專注呼吸」是正念療法中的核心一環，後者是深受佛教傳統及教義影響、廣為人知的冥想技巧。我之前也提過，已有一些十分鼓舞人心的研究，證實正念對大腦的確有積極影響。訓練大腦在一段時間內專注於某一層面（例如呼吸），就能減少混亂的心智活動並增進平靜感。基本上，這時你的注意力從忙亂的內心活動轉移開來，重新導向另一個不同的焦點。換個角度想，當我們全神聚焦於呼吸時，就形同派大腦去做另一件工作。大腦本來就喜歡有目的地保持忙碌，但差別在於，現在終於換你坐在駕駛座上，可以開始朝著更平靜的終點前進。

請你下次看見小寶寶時，觀察一下他們如何呼吸。小寶寶從自己的腹部吐納氣息，既不在乎外表呈現，也不打算憋氣，而是協調且滿足地呼吸著。當他們需要某些東西時，當然會更善用其呼吸本領——透過尖叫或哭泣來表達心聲。小寶寶自由自在地呼吸著，還未受到生活及相關需求所拘束。

另一方面，也請你觀察自己如何呼吸，或你認識的某個人如何呼吸。可以的話就馬上開始觀察吧！

花點時間……

你能感覺到自己用腹部平緩地呼吸嗎？還是你是透過胸部短淺地呼吸？有個方法能幫你辨別兩者的不同，只要把手放在你所感受到的呼吸起伏位置就行了。這裡一樣沒有好壞對錯之分，只需要留神觀察即可。

連結呼吸與身體

大部分時候我們既沒有覺知到呼吸，也未與自己的呼吸連結。當我們過度投入所有的心智活動時，就會用胸部或喉嚨短淺（且多半太匆促）地呼吸。隨著壓力程度升高，我們會更誇大一切，也往往呼吸得更加急促。因此，「連結呼吸」可謂最舒暢的方法之一，來放慢心智活動、放鬆身體，並即刻創造出從容自在感。

我刻意不在一開始就介紹「呼吸練習」（breath work），是因為我認為先下定決心停下來、察看並抵達寧靜空間，能幫你更有效發揮呼吸的真正價值。

身為治療師，我常對憂心如焚的個案說「深呼吸一下」，但卻不見得能達到我期望的效果。我認為這是正確的建議，在許多情況下也很管用，不過在這套休息法中，我希望呼吸練習能發揮最佳效果。我從過往經驗中學到，先降低心中的雜音、感到穩定踏實**後**再開始進行呼吸練習，效果往往更好，也更有幫助。

這兩分鐘的呼吸練習有各自不同的關注層面：

- **第一分鐘**：純粹用緩慢而規律的正念呼吸與當下連結。你心中沒有其他計畫，只是有意識地專注於呼吸。這時只需注意、觀察自己的呼吸——吸氣、吐氣……再吸氣、再吐氣……

‧**第二分鐘：**用呼吸連結身體，讓一切自然運作。同樣地，我們已從研究中發現，身體放鬆時也會連帶影響我們的心智狀態。這時請注意你身體的轉變——僅僅是把氣吸到你注意到的地方，就能帶來驚人的助益。

事實上，關於「如何用呼吸練習緩解疼痛及其他症狀」一題，世界各地的心理學家和正念大師已有斐然的研究成果。有些研究指出，正念呼吸具有跟某些藥物治療一樣的緩解疼痛功效。

力量的泉源：呼吸

現在我建議你，在連結呼吸與身體的這兩分鐘裡加入另一項元素：請你在觀察自己的呼吸時，想像呼吸是自身力量的泉源，這股力量可以用來恢復元氣、注滿活力及強化心智。就像山繆一樣，你用覺察所連結的每一個呼吸，都會是促成改變的強大機制。

想想看，的確沒有比呼吸更強大的力量來源了。呼吸是我們存在的核心，不呼吸我們就活不下去。無論你如何想像「呼吸」的畫面，那都是你的個人選擇，甚至你決定不靠任何方法，僅僅是觀察呼吸也一樣可行。

以下是一些也許能幫助你發想的建議：

- **把油箱加滿**：運用這個方法時，你所想像的連結呼吸方式是：彷彿替汽車（或其他交通工具）加滿油。因此，每當你專注於呼吸時，就能聯想到這幅畫面，進而激發出能量、力量與恢復元氣。
- **與更高層次力量的連結**：如果你擁有精神信仰，你連結呼吸的方式便是想像它能與精神力量的泉源結合。你的一呼一吸，都象徵著再生與力量，將帶來改變。

．**與宇宙的連結**：對某些人而言，想像「呼吸與宇宙產生連結」或許是有用的視覺心像（visual image），能夠號召能量、打造歸屬感與激發力量。

．**與自然的連結**：許多人都能從大自然中——不論是川流、山巒、海洋甚或一棵樹，得到深刻的撫慰與力量。若有特定景象有助於你深深感受到蛻變新生或重拾活力，你也可以在呼吸時想像那幅畫面。舉例來說，邊呼吸邊想像一片大海，也能視為一種提神、淨化內心的機制。

．**與科學的連結**：這個方法純粹是透過神經科學知識來連結一呼一吸——即我們以全然連結的方式所觀察的每個呼吸，有助於正向改變自身大腦。

我們已經完成步驟一、步驟二和步驟三，現在請你在休息法中加上步驟四，連結你的呼吸。

連結你的呼吸

「專注呼吸」的歷程可分為兩部分，每個部分皆需時一分鐘。

第一分鐘

請你繼續閉著眼睛，待在禪定般的寧靜空間。這個階段請你只要觀察自己如何呼吸——在數次的呼吸吐納之間，觀察自己的吸氣與吐氣。

接著，以穩定節奏、集中意識地呼吸——先慢慢吸氣四秒鐘，再慢慢吐氣四秒鐘。請重複這組動作約一分鐘。（不過你不必過於擔心時間，大概進行八回合呼吸即可。）請你留意在專注呼吸的過程中，是否有任何思緒或事物分散了你的注意力。不過即使分心，也只要認知到分神狀態，並回神專注在呼吸上即可。

如同休息法中的其他練習，你毋須追求十全十美的鍛鍊。萬一你真的因其他事物而分神，憑藉這點也證明你正帶著覺察活在當下。試著別再對自己那麼嚴苛，而是展現出仁慈與耐心。無論發生什麼事都不要緊。呼吸練習的神奇之處完全體現在「注意當下發生在自身的一切」。

我建議你馬上開始練習這一分鐘的呼吸練習。如果你出於任何原因，覺得很難專注在呼吸上，那麼專注在別的事物上也行，例如某個聲音或身體感覺，不過我還是鼓勵你把呼吸當成首選。

練習後，你有什麼感受呢？（請依據練習經驗，在下頁空白處寫下一些你認為值得回頭參考的想法。）

第二分鐘

請你一樣繼續閉著眼睛，並專注在自己的呼吸上，不過這一次，請讓你的呼吸順著它自然的韻律流動。在第二分鐘裡，你要邊呼吸邊觀察自己的身體，不論發現什麼都只要留神注意就好。我建議你把身體分為下列三部分來觀察：

- 下半身（臀部以下）。
- 上半身（臀部至肩部間）。

．頭部和頸部。

你唯一要做的事，就是注意並觀察身體正發生什麼變化，再把氣吸到你注意到的地方。這個動作會自動釋放身體的緊張壓力，所以別太使勁嘗試改變，只要任由一切自然發生就好。就讓呼吸以及正念覺察的力量，來替你完成這項工作。

馬上暫停一分鐘來練習看看吧，記得像平常一樣，把你的感覺都記錄下來。

合併練習

現在我建議你，將上述呼吸鍛鍊的第一、二分鐘合併練習。以下只是想再次提醒你練習內容：

第一分鐘：閉上雙眼並待在寧靜空間中，唯一要做的就是：透過觀察幾回合吸氣與呼氣，來注意自己如何吐納氣息。

之後，請你以穩定的節奏、集中意識慢慢吸氣四秒鐘，再慢慢吐氣四秒鐘，重複這組動作約一分鐘（或差不多八回合）。我建議你別擔心確切時間長度或動作精準與否，反正你總會找到自己的節奏，並察覺到改變。

第二分鐘：眼睛仍然閉著，且持續專注於呼吸上，不過這一次要讓呼吸順著它的自然韻律流動。在第二分鐘裡，你要邊呼吸邊觀察身體，並只要留神注意你發現到的一切就好。如前所述，我建議你把身體分為三部分來觀察。

觀察結果如何呢？

針對「觀察自己的呼吸與身體」這一點，我有個重要建議：請你把目標放在「不要浪費任何一口呼吸」。你專心致志完成的每一個正念呼吸，都蘊藏著超乎想像的力量。

如同前幾章的論述方式，為了幫助你了解這部分鍛鍊的價值，我會概述來自神經科學界與心理學界，探討「正念呼吸」與「身體工作」（body work）[1]的研究：

- 就生理層面而言，你的副交感神經系統活化，因而帶來平靜感。
- 交感神經系統活動減少（意味著壓力反應減少）。
- MRI掃描顯示大腦威脅偵測中心（杏仁核）的活動減少。
- 改善集中力、專注力和創造力。
- 你的身體會更放鬆，因而對心智產生正向影響。
- 提升安適感與幸福感。

1【編注】身體工作指藉由活動肌肉、韌帶、骨頭、關節等方法，來紓解身體的緊繃、釋放情緒，讓身體更協調與健康。

在下一章，我們會探討人類管理思緒的方式。而我建議你先練習本章所列出的技巧，待你逐漸熟練甚至游刃有餘後，再繼續往下閱讀。一旦你準備好，就可以試著合併練習所有步驟，但也要記得，這不是一場比賽。無論何時，都請你以自己感到舒適的步調來練習。

7

第六、七分鐘：駕馭思緒

以下是關於一名女性的精采故事：一名過著優渥生活的女子，因無法停止負面思考而跑去接受治療。治療師問她，為什麼覺得自己困在負面思考模式中，而她回答，她認為自己就是不夠好。治療師深入追問她為什麼會有那種想法，而她告訴治療師因為她出身貧賤。數月後，這位女士獲得一個耶誕禮物：一份家譜調查結果。有人追蹤她的族譜後發現她其實是一位貴族後裔，這下她開心極了。事實上，過去一直都沒有具體證據支持她那充滿負面想法的信念系統。無論我們的出身背景為何，其實根本無關緊要，真正重要的是那名女子對自我的信念，以及我們對自我的信念。

你並不等於你的思緒

我們對自己訴說的故事，多半不是基於事實，也無法說明我們生而為人的價值，但我們往往不會質疑那些自己信以為真的負面故事。

因此，這一章要探討一些方法，來管理這個許多人都覺得十分難纏的領域——我們的思緒。

或許你還記得，第三章曾提到大腦常運行著許多隨機活動，而我們多半也有一些慣性的思考模式（久而久之甚至成為我們的思考準則）。我常常聽到一些很妙的說法，例如：

- 「我是自己最可怕的敵人。」
- 「我天生易操煩。」

- 「好事都不會發生在我身上。」
- 「我是自討苦吃。」
- 「我不夠好。」

不幸的是，你只要對自己重複夠多遍上述說法，就可能演變成真實的自我信念，成為「自我應驗預言」（self-fulfilling prophecy）。

我曾問過一位名為莎菈的年輕女士——僅僅三十一歲，卻因罹患子宮頸癌而生命將盡，她所說的「但願能再次擁有失去的時間」是什麼意思。她的回答——遠超乎她所知的，對我產生了很大的影響。當時她說：「我會用每一天放下更多執著，並對自己更仁慈一點。」

到這裡，我希望你暫停一會兒，想一想你能否體會莎菈說的話。

花點時間……

我邀請你在這一刻停下來，花一些時間省思，問問自己是否：

- ・放下無謂的執著。
- ・明智運用時間。
- ・仁慈對待自己。

把你的答案記錄在左方空白處（記住，你的回答並沒有對錯之分）：

現在，鑒於你給出的答案，你想要作出哪些改變呢？

用CBT釐清思考模式

本章將運用CBT的治療技術，詳解十分鐘入禪休息法的第六、第七分鐘。CBT認為「不同的思考模式會影響其後所產生的感受」，而日常規範及我們對自我、他人和世界的信念又穩固了腦中的思緒想法。另一方面，我們生存於世的不同經驗形塑了種種信念，而由家庭動力（family dynamics）[1]、文

1 【編注】家庭動力論認為家庭是一個整體，個別成員的行為會影響其他成員及整個家庭的功能運作。因此，若某家庭成員行為偏差，則很可能反映整個家庭的扭曲，該個別成員只是凸顯出家庭的病徵。其中，家庭動力因素包括：家庭氣氛、親子及手足關係、親子溝通、父母婚姻狀況、父母管教態度、子女對父母的看法與認同感等。

化、宗教或生命經歷所建構出的核心信念，通常又會深切影響整個形塑過程。

我認為將CBT想像成三層蛋糕，有助於你理解它：

- **最頂層——思緒**：我們腦中隨機出現、有時無法停息的畫面、敘述或幻想。
- **中間層——信念**：基本上就是專屬於個人、獨特的生存法則。不過，我們的信念系統的常見表徵是：由一連串的「應該」或「必須」作為前提，例如：「我永遠都不該說『不』。」「我必須作個好人。」「我一定不能讓別人失望。」
- **最底層——核心信念**：來自我們體內深處的「深感」（felt sense）有時會帶著無助感或無價值感大聲嚎叫，質疑我們值不值得被愛，或夠不夠好。

研究指出，一旦我們改變思緒，便能為自身信念和核心信念注入正向影響——這正是CBT模式的精妙之處。基本上，蛋糕頂層所發生的活動，會一點一滴向下滲透到中間層和最底層。如果不斷重複負面或批判的思考模式，這種思維會漸漸向下滲透，進一步鞏固負面信念與核心信念。另一方面，如果採取更具適應性（或靈活性）的思考模式，便能為自身信念帶來大有助益的影響。你大概已經注意到，我盡量不用（且是刻意選擇不用）「正向思考」一詞。我沒那麼喜歡「正向思考」的概念，待會兒就跟各位說明原因。

正向思考的問題

我偏好使用「適應性思維」（adaptive thinking）一詞，因為我認為這種說法才能帶來更務實、更有建設性的改變。人生難免有嚴酷的時候，沒必要粉飾這個事實；人生總有些時刻，再怎麼樣也無法對某件事或生活「正向思考」。

如果某人才剛遭遇嚴重失落或喪親之痛，卻還要「正向」思考它——那未免太過莽撞或不近人情。「往好處想」這句話就是行不通。在我協助臨終個案的那段期間，常聽到別人（包括專業人員）試圖將正向思考那套老生常談，用在不可能有美滿結局的情況。若只是不切實際地鼓勵正向思考，往往有害無益，更讓個案覺得自己很失敗，沒能「戰勝癌症」，或不夠「往好處想」。然而，若鼓勵個案採取適應性思維，效果往往更好；協助個案思考在現實考量下，能帶來最大喜悅的生活方式，才是更有益的作法。

我明白在令人絕望的處境下找到希望很重要，但「希望」通常是我們從學習靈活變通及全然活在當下的過程中尋覓而得。而非一頭栽入自己的痴心妄想，以為已經發生的事可以有所不同。

在每天生活中叫別人正向思考，要他們相信自己是地球上最漂亮、最成功、最優秀的人，大概也沒什麼幫助。把焦點放在那個人真正的強項和可能的選擇，或許才是更有用的方法。我們時常看到孩子從小就被告知，他們會變成下一個足球明星貝克漢或英國名模娜歐蜜・坎貝兒（Naomi Campbell）。一些以兒童為對象的未來志向調查結果強調，多數孩子都希望長大後能出名，但相關數據顯示，當中只有微乎其微的孩子能實現這個夢想。總而言之，我要強調的是在重建思考模式時，「合理權衡事物」的重要性。

辨識思考模式

這就讓我們回到十分鐘入禪休息法的第六、第七分鐘。這兩分鐘將用來找出無益的思考模式，並了解你能放下哪些雜念。為了成功做到這一點，你必須先找出這類思考模式的證據，並檢視自己該如何從不同角度理解這些無用思緒。

我會用吉米（他沒辦法應付工作壓力）的例子來闡述這一點。在成長過程中，吉米的父親時常嚴厲批判他，他們家中也長期充斥著大聲咆哮與激烈爭執。父親經常威脅吉米，說他很沒用，導致他在學時沒能發揮真正的潛力，成年後更缺乏自信，總覺得自己「不如人」。後來，吉米來尋求我的協助，而他表現出三大思考癥結：

- **災難化思考及往最壞處想**：每當吉米達不到工作目標，或未趕上提交期限，他就會立刻對自己說「要被開除了」——儘管其他員工也常達不到預期目標，而他加入公司十年來也未曾因此被開除。
- **自我批評**：吉米會過度貶抑自己的工作表現和工作能力。
- **揣摩心意**：吉米常誤解主管的意思，推斷對方暗自在心裡批判他。

受到早年生活經驗影響，吉米發展出負面思考模式與消極的自我信念，認定所有權威人物都會像他父親那樣對待他。但實際上卻有更多事實證據（而他從未想過或考慮過）顯示：

- 他在公司裡的表現排名前五％。
- 老闆從沒批評過他。
- 他的能力非常好，工作表現可圈可點。

吉米的思維及解讀事件的方式使他長期承受著壓力，而這當然也深受他過去經歷所影響。透過辨識並深入了解自己的思考模式，他總算能學著放下煩惱並如實看待這些思緒——思緒就只是思緒，並非事實。

其實，往往不是事件本身帶來艱鉅挑戰，而是我們詮釋它的方式。找出腦中活躍的思考模式，並學習關鍵技巧來觀察並放下它們，就能獲得莫大的自由。在這兩分鐘的日常鍛鍊裡，你會把你發現的無用思考模式，有意識且不加批判地帶進心中，然後學習觀察它們的技巧，任其在心中漂移。為了做到這一點，請務必要學會辨識自己的思考模式。起初，當你體認到自己的某些思考模式竟如此顯著與頑強時，可能會大吃一驚。關於這點請相信我，當我意識到自己有某些思考模式時，還真是嚇了好大一跳。

那些蹦出來嚇你一大跳的思緒

辨識無用思考模式是一項很有趣的練習活動。雖然我也知道，你的思考模式可能看起來很負面，甚至很惹人厭，但我仍建議你帶著幽默感與好奇心來面對它。畢竟，你可能是自動化採取負面思考模式，宛如魚兒因習性使然而躍出水面。因此，整個辨識過程就像發掘出你未曾注意、卻一直存在的那部分自我。不過，我假設你跟那條可憐魚不一樣，你還活著也還在呼吸，因此無疑會對第一六〇至一六一頁所條列的某些思考模式產生共鳴——我還從沒遇過未曾有所共鳴的人。

我在十分鐘入禪工作坊帶大家完成這項練習時，總會覺得很好玩。當我請有過類似想法的人舉手，大家往往會難為情地左顧右盼，彷彿他們才剛做了壞事正要被抓起來。大多數人臉上都掛著這樣一副表情：「這房裡還有任何人像我一樣嗎？」當然有——就是在場每一個人！等到一整天工作坊進入尾聲，我再次問起相同的問題時，幾乎人人都會高舉雙手認同。

無用思考模式的問題在於，因為我們已經太過熟悉它，使用起來又毫不費力，反而覺得這種想法再正常不過。此外，負面、批判性思緒更時常無預警地浮上心頭，如同會忽然蹦出玩偶嚇人的玩具箱。說真的，真該替這種思緒標示政府健康警語。當這種思緒冒出來時，往往顯得有力又可信，害得我們一開始輕易上當，後來又不得不大費周章擺脫它們，導致它們下回更加來勢洶洶。這就是心智運作的方式。當你試圖推開某些思緒，腦內的處理機制會使你不斷回到那些思緒上，直到它們獲得所需要的注意力為止。雖然如此，要解決這個問題卻很簡單，只要別再逃避自己的思緒就行了。這些思緒既不會傷害你，也無法定義你是誰。

傾聽批判的聲音

在我帶過的一場十分鐘入禪工作坊上，曾有位學員很努力要傾聽內在那個悲憫的自我，過程卻不是很順利。

於是我問她，在她努力嘗試的過程中，聽見那個悲憫的聲音說了些什麼。她告訴我：「它對我大吼：『趕快開始啊，妳這頭笨母牛！』」接著又說：「而且妳也該聽聽，批判的聲音是怎麼說的！」這番話把在場學員逗得哈哈大笑。

我想，我們大概都猜得到她的批判聲音會說些什麼，而每位讀者腦中一定也有位獨一無二的批評家，準備好伺機跳出來大肆批評。

別選吊車尾獎（booby prize）[2]！

在思索批判聲音時，我喜歡用電視競賽節目《世代遊戲》（*The Generation Game*）來類比。許多人大概還記得，節目中的獎品會放在一條輸送帶上，參賽者必須記住它們的位置才能贏得獎品。輸送帶上的常見班底是一個水壺、一個可愛的玩具和一組行李箱，而我認為心智就有點像那條輸送帶，總會出現一些向來受歡迎的選項——自我批評、自我審判和自我貶低。

然而，不同於遊戲節目獎品的是，心智輸送帶上的獎品其實是「吊車尾獎」——我們都犯了苛待自我的罪過。因此，在這十分鐘的日常鍛鍊中，你會練習慢慢戒除這種行為，並對自己展現出信心與信任，明白自己值得更好的對

2 【譯注】比賽中特別頒給最後一名的獎項，一般帶有開玩笑的調侃意味。

待。但光是擁有更平靜的心還不夠，畢竟我們的內心不會隨時處於平靜狀態，人生也不會永遠一帆風順。因此，討論「我們該如何在內心動盪或生活風暴來襲時自處？」才能更對症下藥。

在十分鐘入禪休息法中，你將勇敢正視自己的思考模式，並特別注意那些造成最大困擾的思維。雖然每天面臨的情況各異，但關鍵都在於辨識心中出現的聲音，如此一來，最後你甚至能半開玩笑說：「喲，我的毒舌法官又來啦。」彷彿那些思考模式就像你的一群舊友，而當它們又開起玩笑時，你也能不再往心裡去。再提醒一次，這些思維並不是你的敵人，只是需要你承認它們的存在。你的目標是找出承認並放下它們的方法。這就是關鍵。就本質而言，這也是「以正念理解自身思緒」之道。

六大負面思考模式慣犯

現在，我會指名六大思考模式慣犯，在我的經驗中，它們往往給大家造成最多困擾。如果你手上還有其他犯人名單，也請大膽列入這份清單中。因為這些思考模式個個都「人」如其名，所以我替它們冠上人物名稱。如同戲劇裡的各種角色，有時它們也會登上舞台。以下就是「心智豬隊友」舞台上常出現的主要演員：

毒舌法官

主觀武斷、愛批判的思考模式意味著無盡的自責，往往把人累得精疲力盡。這種思考模式的語氣苛刻，總是指證歷歷地說：「一切都是你的錯！」

「你早該知道後果。」「你怎麼能讓這種事發生？」通常，它並不是一位公正的法官，反而還帶有嚴重的偏見，總是把罪過怪在你頭上。典型的毒舌法官思考模式包括：

・你每次都把事情搞砸。
・你怎麼能這麼做？
・早就告訴過你了——你老是這副德性。
・你總是學不乖。
・你沒用、可悲又懦弱。

大將軍

思維死板僵硬是常見的大將軍思考模式，特徵是視「**應該**」與「**必須**」為優先考量。它訂出一大堆規矩，限制你應該怎麼做及必須做什麼，才能證明自己有價值、討人喜歡、值得被愛……（這項清單永無止盡。）它的腦袋幾乎沒有彈性思考的餘地，不但語氣嚴厲、缺乏同理心又提出一大堆要求——聽到它的要求時你還必須立正站好。典型的大將軍思考模式包括：

- 你必須討好別人，不然他們會排斥你。
- 你應該作個好人。
- 你應該先為他人設想。
- 你必須成功，一定不能失敗。
- 你不應該期待太多。

劇作家

劇作家登場時，就會啟動威力強大又誇張的災難化思考模式。劇作家向來忽視實際證據，就連理性思考也得靠邊站。在它眼中，每一件事都是一場災難，樣樣都亂了套……最好找個人來幫你擦擦額頭的冷汗，你怕自己在這一切壓力下就要崩潰啦！典型的劇作家思考模式包括：

- 你辦不到的。
- 這一切太難以承受了。
- 這一定會是一場徹底的災難。
- 這一切一定會出問題。
- 現在全都毀了。

通靈者

通靈者思考模式傾向快速下結論。當它一出現後，一加一突然就等於二十三。所以，開會時主管臉上詭異的表情說明，他認為你工作表現得一塌糊塗；光是你女友或男友、丈夫或妻子的那副「神色」，就足以讓你明白他們打算結束這段關係。典型的通靈者思考模式包括：

- 那個表情是什麼意思？
- 他們覺得我很沒用。
- 我知道這一切都完了。
- 那個人不理我一定有什麼含意。
- 這有什麼用呢？

拾荒者

拾荒者思考模式一出現，任何有建設性、有幫助或有用的事物就瞬間被棄如敝屣。「好事都不會發生在你身上。」「你怎麼會期待有好事發生呢？」「你這輩子不配擁有任何好東西。」拾荒者會建議你把焦點放在所有負面事物上，然後對其他一切置之不理。典型的拾荒者思考模式包括：

- 別白費時間了。
- 永遠都不會成功的。
- 對呀，我知道，但是……
- 我不配擁有這個。
- 好事從來不會發生在我身上。

終結者

當終結者首次在你心中登台亮相時，唯有「冷酷無情」可以描述它。終結者幾乎不用思考，反正它心中早已作出結論，只會說你一定有下列任一種特質：愚蠢、無用、低微、卑劣、差勁、醜陋。它的語氣尖酸惡毒，令你覺得自己一無是處、極度沮喪。典型的終結者思考模式包括：

- 我很令人作嘔。
- 我一點價值也沒有。
- 我很笨，而且是一個魯蛇。
- 哪會有人想跟我在一起？
- 我就是個失敗者。

有沒有哪句話聽起來很熟悉呢？

現在我想問你一個簡單的問題：

先往前翻閱一下各種無用思考模式，然後問問自己，你會像這樣對你關心的人說話嗎？你會對他們說，他們「辦不到、沒用、醜陋、就是個失敗者、不配有任何好事發生在他們身上」嗎？

我想你的答案大概是「不會」。那麼，現在我要提出第二個問題：

如果你不會對你關心的人說那種話，那為什麼當你腦中的思緒把你說成那樣時，你竟然會投身其中並相信它們的說法？

有時心智告訴我們的故事簡直殘忍又刻薄。但當你開始學著退一步看待它們後，你漸漸能從更仁慈且悲憫的角度，來理解自我及自身思緒。記住，你只是依據慣常的思考模式，而且往往沒什麼證據能證明任何一道思緒是真相。你並不等於你的思緒；你理解思緒的方式才能真正改變你活著的姿態。

在十分鐘入禪休息法中，我們待思緒為座上賓，並為它們獻出自己的時間。這些思緒不再是敵人，反而成為我們感到好奇並親切以待的存在。我們再也不用遮掩、壓抑或對抗這些思緒。這些思緒構成我們經驗的一部分，我們知道它們就如蒼穹浮雲般來來去去。最終你會慢慢了解到，不論你心中浮現了什麼念頭，層層雲朵背後永遠有一片藍天。

花點時間……

追蹤你的思緒

第一，把前述任何吻合你的思考模式列出來，同時也請你寫下隨之浮現的思緒。如果你有其他我沒提到的思考模式，而你想要為它們加上角色名——請加吧！

第二，無論你的主要思考模式是什麼，都請你花點時間，檢視那些用來支持思緒為真的證據。舉例來說，你有強橫的毒舌法官思考模式，總說一切都是你的錯嗎？那種說法的確切證據是什麼？有沒有可能那種說法不是真的，甚至其實是錯的？如果換個想法，又會是怎樣的一番光景呢？

將你先前找到的思考模式一一列出來，然後把證明那些思緒是對是錯的「證據」也列出來。

為你舉例示範一下：

毒舌法官思維：「所有發生在我人生中的壞事都是我的錯。」

支持說法為真的證據：「我找不到任何實證來證明那都是我的錯。雖然發生了一些不幸的事，但不是我造成的。」

支持說法為偽的證據：「我未曾選擇讓任何一件壞事發生，事實上，我甚至總是盡力避免它們發生。」

替代性思維：「我的人生裡發生了一些不好的事，但那並不是我的責任。」

步驟五：觀察思緒

到目前為止，為了找出所有困住你的問題模式，我們已經幫你在自我與思緒間創造出一些距離。你必須先找出這些思考模式，才能展開接下來的日常鍛鍊。

我建議你在進入十分鐘入禪休息法的第六、第七分鐘時，眼睛仍然閉著，並按照下述兩階段來安排（各約需時一分鐘）：

第一分鐘

請你有意識地把折磨人的思考模式帶進心中，宛如接待客人般地歡迎它們入內。由於你已經思索過那些要你別輕易相信負面思考模式的證據，所以能憑直覺知道該拋開哪些思緒。我知道這建議聽起來很奇怪，但是將無用思考模式帶入當下覺察後，你就能削弱一些它們的力量。一旦那些思考模式又老調重彈，你就能打定主意單純觀察並放下——幾乎是看著它們消逝心頭。藉助十分鐘入禪休息法的力量，你能與自身思緒開展出一段新關係，不再覺得它們那麼可怕而嚇人。同樣地，你也為負面思考模式創造了新的訊息傳遞路徑。從實質面來看，你正鼓起勇氣面對內心惡霸，逐步從死腦筋的思考模式，轉換成更加靈活變通的思考模式。

第二分鐘

大致上只要一邊坐著，一邊像看電影或眺望天空雲朵般，觀察自己的思緒漂移來去即可。別參與它們的活動，別認真思考它們，也別企圖改變它們，只要觀察就好。這麼做的理由很簡單：當我們觀察著一顆忙亂的心時，就像觀察一個淘氣的孩子。當孩子察覺自己受到觀察，行為就比較不會脫序，而我們的心智反應也一樣。這時候，思緒活動速度自然開始放慢，我們也不再聽憑無意識行動，而是更能覺察當下，進而營造出靜定感。

如果你覺得這麼做有幫助，就多練習幾次這個思維運動——首先，覺察你的負面思考模式；接著，綜觀你的思緒。

現在，我鼓勵你將十分鐘入禪休息法的前七分鐘合併練習，並請你一樣以適合自己的步調慢慢進行。

以下是介紹過的步驟的摘要整理：

第一分鐘：步驟一	停下來
第一分鐘：步驟二	察看
第二、三分鐘：步驟三	抵達屬於你的寧靜空間
第四、五分鐘：步驟四	集中意識呼吸
第六、七分鐘：步驟五	管理你的思緒

我們會在下一章介紹第八、第九分鐘，其間也讓自己成為更具正念的人。

8

第八、九分鐘：正念練習

去年我受邀出席一場十分鐘入禪工作坊，學員是一群律師，而他們大多對這個活動躍躍欲試，唯有一位名叫湯米的男士例外。那天一開始，湯米就強硬地表示他認為正念是「故弄玄虛的鬼話」。你可以想見，湯米完全不肯退讓。我尊重他的看法，但同時也對他帶有攻擊性的想法感到好奇。於是我平和地問他，什麼方法能最有效地幫助他恢復元氣呢？

湯米立刻回答，他認為最完美的休養方法是「在靜謐的海灘度假」。我追問他原因，而他的答案令我微微一笑：「因為我在海灘上就能拋開一切，盡情享受當下。那是徹底的天堂。」

接著，我感謝他用清楚的「正念」詞意解釋，為那一天拉開序幕。

起初湯米一臉茫然地看著我，不過到了那天尾聲，他就明白我的意思了。他很高興發現，一直以來他都在用自己的方式實踐正念，只是以前他不知道。雖然湯米過去未曾把那些活動視為「正念時刻」，但當他描述他心無旁騖地享受灑在背上的陽光、拂過臉頰的輕風、傳進耳裡的浪濤和流過舌尖的啤酒時，他就是在描繪以正念活著的每時每刻。

即使你只是喝杯茶，也可能擁有這樣的經驗。你可以帶著正念做任何事情，而且——沒錯，這仍然是一種冥想！所謂的正念，不見得總要邊燒香邊盤坐念經。

然而，我也明白湯米所描述的假期並非典型的日常生活，畢竟有時戶外很冷，還有迫在眉睫的工作期限和家庭壓力。儘管如此，我還是相信在一天當中的任何時刻，讓一切順其自然、享受當下都是可行之事。只要我們允許自己全然活在當下，那麼一天二十四小時裡，隨時都能享有湯米所描繪的那種益處。

你們有些人或許已經開始疑惑，不知道這個步驟能帶來什麼好處。請容我為各位解釋——誠如先前所述，我相信只有當大家熟諳技巧背後的運作原理時，那些技巧才能發揮最好的效果。為了幫助各位理解，我也會分享一些自己正念生活的經驗。

理解正念的意義

但首先，我想先解釋一下我對正念的理解。

你大概已經知道正念源自佛教傳統，也是佛教教義中的核心層面。不過，特別是在過去二十年來，歐美國家對正念訓練產生越來越濃厚的興趣。神經科學家和心理學家相繼提出有趣的研究，證明正念的益處——這我先前也已經提過數次了。

當我講授正念或十分鐘入禪休息法時，時常有類似湯米的學員會在初始階段表達出他們的擔憂不安。比方說，我曾聽過有學員擔心我會穿著一襲長袍現身，然後逼他們整天搖鈴、念經、遵循嚴苛的呼吸法，以及做其他「詭異的事」。但我才不會這樣。如果一些世俗團體奉行這種方法，我完全可以理解並尊重。然而，我們在日常生活和十分鐘入禪休息法中，是採行一套更務實、貼近生活的方法，來運用這些可以改變人生的技巧。

本書重點不在於任何特定的宗教傳統，不過我的確想對佛教界致敬，讚揚他們向全世界引介並推廣正念的不懈努力。你已經從第三章中知道，我們於日常所經受的大多數煩憂，都是肇因於我們心中的念想，比如我們的思緒、對事件的解讀方式、對往事反芻思考，以及過度憂心未來的變化等。另一方面，正念鼓勵覺察當下——不論你在做什麼、位居何處，**都不妄加評斷**。這麼一來，你不但能**放下過去，也能停止擔憂未來**。正因這樣專注的片刻在這十分鐘裡不可或缺，所以才會納為休息法的一環。

我的正念之旅

在整個從業生涯中，我參加過許多場正念訓練活動，並從中獲得程度不等的幫助。隨著正念越來越受歡迎，變得「更時髦誘人」，有時相關活動呈現的形式要不是太複雜，就是（容我這麼說）太故作清高了點。我在牛津受訓成為正念教師，並有幸能向那群實踐並體現正念生活原則的前輩學習。然而，以我這樣一個不太迷信的人來說，最初接觸正念領域的那段經驗倒是頗為離奇。

有一天下午，我在倫敦某家書店裡瀏覽心理學著作專區時，有本書從架子上掉了下來，書名是《當下的力量》（*The Power of Now*）。我把書撿起來後覺得書名很有趣，但也僅此而已。一星期後，我有位擔任天主教神父的朋友，正準備從愛爾蘭前往南非，並約我在倫敦希斯洛機場（Heathrow）和他碰頭喝杯咖啡。就在我們互道再見時，他掏出一本書說：「對啦，我買了這本書給你，我想你一定會喜歡。」沒錯，這和我撿到的恰恰是同一本書：《當下的力量》。

我當然得讀一讀那本書。我不得不相信有某人某物正在某處，試圖告訴我某些事情。事實證明此言不假。書讀到最後，我感受到一股真正的解脫。我從不知道原來我也擁有純粹諦觀內心活動的力量。從那天起，我的人生真正改變了，對於正念生活的好奇心也不斷茁壯，更因此過著益發幸福的生活。不僅如此，因為讀過那本書且實踐了正念生活原則，所以我能更從容地處理生活中的棘手難關。我學會拉開心智與自我的距離，同時也發現，所有事情都會過去，沒有什麼過不去的。當下蘊藏著真正的平和與滿足，而我知道此言不虛。

步驟六：正念練習

我在十分鐘入禪休息法中所介紹的技巧皆體現了正念原則，再由其他專業心理治療方法，將這項原則區分出不同層次。在休息法的第八、第九分鐘裡，你將全心全意臨在當下並靜靜坐著，運用正念技巧為接下來一整天補足力量。

目前為止，你已經學會：

- 步驟一：停下來。
- 步驟二：察看。
- 步驟三：抵達屬於你的寧靜空間。
- 步驟四：集中意識呼吸。
- 步驟五：管理你的思緒。

由於你原本太過躁動的心已漸趨安定，所以在接下來的兩分鐘裡，你只要靜坐並留神覺察即可。

因此現在，請你雙眼持續閉上，並維持著原先的姿勢。既然你已經完成思緒鍛鍊，是時候進行正念靜坐（mindful stillness）了。

在這兩分鐘內，你可以自主選擇欲專注的對象，或者你也可以隨著注意力的走向，專注於不同焦點。不過，我建議你一開始還是專注在單一焦點。舉例來說，在這段時間裡，你可以決定再次專注於呼吸或身體，也可以試著專注於新焦點：

- **呼吸**：觀察吸氣與呼氣。別試圖改變自己的呼吸，只要觀察就好，注意你身體的哪個部位，如鼻孔、胸部、胃部等，呼吸的起伏感最強烈。進行正念時，你可能會神思漂移或分心，不過每當你走神時，請不要批判與論斷自己，只要重新專注於呼吸就好。我認為，設想我們訓練小狗時的溝通方式，有助於你理解這個概念。每一次心思飄走都不要緊，只要像呼喚小狗般對自己說：「來吧孩子，回來這邊。」**即使僅是注意到自己心不在焉，也意味著你再次回到正念模式**。意識聚焦的狀態正在改變你的大腦。

・**身體**：概略觀察你注意到的身體感受，這時你的注意力無疑會指向特定區域。不變的前提是，你無意改變任何事情，僅是觀察身體感受到的一切——任何知覺、不適、疼痛、放鬆部位或緊張部位。如果你確實察覺到身體有任何地方不適，就請你邊觀察邊將氣息吸到那裡，然後自然吐出氣息放鬆。那些未能透過情緒宣洩的事實，多半是由我們的肉身默默承受。

・**聲音**：觀察你聽到的聲音。任由這些聲音自由來去，毋須描繪它們，只要留神觀察周遭一切聲音就好，注意它們的音調、音量、音質，或任何特別引起你注意的特徵。同樣地，如果你因思緒或其他事物而分神，就只要回神專注在聲音上就好，不必批判自己。「覺知」構成了正念覺察的一環。

．**情緒**：如果你確實注意到自己處於某種情緒狀態，諸如憤怒、悲傷、平靜、沮喪等等，也可以把覺察焦點放在情緒上，然後完全與當下的情緒同在、如常地呼吸。此時你無意深入思考或扭轉自己的感受，而是將注意力完全集中在情緒上（與專注於其他焦點的作法大同小異）。

你握有「決定專注焦點」的最終主導權，而這個選擇也可能取決於環境因素。比方說，如果是夏天在花園裡進行正念，你可能就會想專注在氣味上。重點在於，決定好這一分鐘的專注焦點，然後與那個專注焦點同在。從實質面來看，你正在重新訓練大腦的專注能力，幫它在思緒亂成一團時恢復一點平衡。

如果在這個階段或休息法其他階段，你發現自己開始分心思考其他事情或計畫當天事項，那都是很正常的。每當發生這種情況時，你只要把注意力拉回專注焦點就行了。這麼做就是在實踐正念，最終將大大改變你的人生。透過覺察與覺知，你就能明白自己正臨在當下。

當下的力量

藉由這個階段的練習，能引導我們進入「靜觀寂照」（stillness）的狀態。在靜觀寂照的狀態下，無事不成。不論你生活處境為何，你都能重新洞察一切，因為你明白自己唯一擁有的事物就是「現在」。我喜歡從幾個不同角度來思考靜觀寂照：

- 那是光芒乍現的一刻。
- 那是噪音止息的一刻。
- 那是積雲散去的一刻。

・那是連結無限可能的一刻。
・那是有望連結真正人性本質的一刻。
・那是真實的一刻，我們不再對自己述說虛假的故事。
・那是活得充實的一刻，讓你在接下來的一天都精神飽滿。
・在那一刻，你也能鞏固前七分鐘完成的鍛鍊成果。

正念能有效減壓的原因

答案很簡單：正念不僅有效，而且能改變一切。我可以很有把握地說，我治療過的個案都有兩個共通點：第一，他們要不是困在過去動彈不得，就是受制於對未來的恐懼；第二，他們經常自我批評或自我審判，把自己的日子搞得很難過。

藉由提倡兩項關鍵原則：一、放下過去與未來；二、臨在當下，正念提供了另一種因應途徑。事實上，正念就是任由萬事萬物如實存在——你再也不必苛責自己，而是能更仁慈對待自己，更樂於接納自我。

實踐正念

- 過去並不存在，因它已然消逝。
- 未來即使存在，但它尚未到來。
- 唯一值得全神貫注的是現在。
- 即使分心了，我們仍然可以回到當下。
- 不批判任何事。
- 悲憫待己至關重要。
- 大腦終於有了時間與空間，可以休息、復元與充電。
- 正念的「單一專注焦點練習」能重塑大腦，讓它少忙點。實際上，大腦也有了新的專注焦點：活在當下。

回頭看看第一九一頁，想一想湯米的敘述。當他待在海灘上時，便是與自身經驗同在、體驗正念時刻——湯米感受到了屬於自己的「極樂」瞬間。

體驗當下的生命

對我們人類來說，正念是最簡便，卻也最強大的可行選擇。無論是在吃飯、行走、跑步，或是陪孩子玩耍，我們隨時都能進入正念狀態——而我們做的，只是決定要全然活在當下，並在那一刻開始覺察到單一專注焦點。倘若我們受心緒干擾，就只要重返專注焦點即可。因此，我們能掙脫慣性模式、開始體察周遭事物的脈動，不再覺得生活索然無味；我們開始朝氣蓬勃地生活，不再只是活著。

我想請你思索一些問題：

・你上一次「用心品嘗食物」是什麼時候？
・你上一次「在交談時真正與對方同在」是什麼時候？
・你上一次「意識到邁開步伐時的身體感覺」是什麼時候？
・你上一次「如實感受洗熱水澡的滋味、感覺水流、享受那暖和的溫度或沐浴精的氣味」是什麼時候？

不論你的答案是什麼，我都鼓勵你想一想自己花了多少時間去真正體會生活。或者，你覺得自己只是「當一天和尚撞一天鐘」？

進行正念練習的這一分鐘，就是要提醒你振作精神來面對餘下的一天。決定用心覺察的正是你自己：

· 活出生命，不再只是活著。
· 活得燦爛，不再只求生存。
· 不論面對什麼，都能充分意識到每一刻的驚奇與可能。

研究證據

研究證據顯示，一旦我們決定不帶批判地注意當下發生的一切，經過一段時間後，就會出現奇妙的變化：

· MRI掃描證實，即使每天只進行十分鐘正念練習，腦部掃描結果也會更健康，例如：大腦壓力反應區域的活動量減少、大腦可塑性（靈活性）增強，甚至是大腦灰質出現變化。
· 改善健康狀況、促進幸福感及提升睡眠品質。

・提升專注力、增強記憶力與改善心情。
・焦慮程度下降。
・日常生活功能改善。
・健康與疼痛問題好轉。
・運動員有更優異的表現。
・學生取得更良好的成果。
・員工績效提升。

訊息很明確。我認為這不僅僅是生理作用引發的結果，更要歸功於另外兩項關鍵因素：第一，在這個經常暴亂不安的世界，我們透過正念復歸簡樸；第二，我們停止批判自身經驗——不論當下發生什麼，即使是難以承受的事實，在正念中也會受到我們擁抱並接納。在正念的一刻，心智戰場短暫休兵，隨著我們不斷練習，終將慢慢迎來日久天長的和平。

臨終個案的正念智慧

我想向一群人致敬來為本章作結。那群人，使我真正領略「以正念活於當下」的真義；那群人，惠准我陪他們走完生命的最後一段旅程。

我有幸協助過的每一位臨終個案都提醒了我：我們的一呼一吸都是一份禮物；我們永遠不該視每道聲音、每股氣味及每次日出為理所當然。每一刻都是能帶來豐富收穫的新開始。重點在於，我們決定用心注意身旁的一切。

有一天，我坐在一個名叫盧卡斯的年輕人身旁。盧卡斯快三十歲，因罹患白血病而時日無多。當時，他正計畫和朋友前往阿姆斯特丹，進行最後一次旅行。你可以想見，圍繞著旅行展開的對話輕鬆愉快，但聊著聊著，我注意到談話氛圍改變了。盧卡斯眺望窗外時開始失神，怔怔盯著天空直看，到最後他把注意力轉回房裡時，我覺得他看起來泫然欲泣。

沉默一段時間後，盧卡斯說他以前從沒注意到天空有多常起變化。老實說，起初我很納悶，心想該不會是冥想害他產生幻覺吧？不過當他說得更多以後，我就明白他依然思路清楚、意識清晰。

盧卡斯解釋道，每一刻天空都好像浮現出一幅新畫作，而每朵雲的漂移或顏色變換，都傳遞出獨特且新穎的訊息。他描述時所流露的驚奇眼神與雀躍聲音，令我深受震撼，彷彿他生平第一次注意到變幻多端的天色。那一刻，他是真正懷著欣賞之情臨在當下，並用孩子般的眼光、心懷驚嘆與好奇地觀看這個世界。

現在，當我抬頭望向變化不定的天空，有時就會想起盧卡斯，想知道他曉不曉得他對我的影響有多麼深遠。多虧他提醒，我才察覺流動的每一刻，都蘊藏著美妙的奇景與禮物。從此，我不只對變幻莫測的天空感興趣，也對每一刻的嶄新可能性充滿好奇。藉由每天十分鐘的鍛鍊，你也能夠斬獲那些嶄新的可能性。在十分鐘入禪的每一刻、在日常生活的每一刻，都潛藏著各式各樣的機會，而選擇權操之在你。

臨終者往往能以無比的智慧來詮釋「全然活在當下」的道理。他們明白，每個人真正擁有的是現在。畢竟，過去已然消逝，未來尚未到來。所有事物都只存於此時此刻，要活出每分每秒的精采。

我們都正在死去。我知道很難理解，但這是真的。佛教徒教我們，領悟「人終有一死」便能帶來超脫感、湧現洞察力。但不論你的信仰是什麼，我們的生命時光終究會推移至下一個階段。但此刻，我們仍然活著，生命中還有許多事物等待我們去體驗。關鍵在於，活出人生的價值。先前我曾開玩笑，說要在墓誌銘上寫著：「腦筋徹底秀逗，但牙齒美美壯壯。」不過，你希望自己的墓誌銘上寫些什麼呢？我想，這是一個值得深思的問題。

人生充滿未知數，再加上人終將一死的永恆命題，有時不免令人感到苦惱。我們努力要牢牢控制住一切，可這麼做卻毫無意義。相反地，下定決心放下執著，並任由一切如實存在，才能重獲自由。人生最重要的一天是今天；生命最重要的一刻是此刻。生活如此，庶幾足矣。

我鼓勵你在鍛鍊十分鐘入禪休息法之際——尤其在進行正念練習時，把我與你分享的臨終者啟發謹記在心；我勉勵你把這當成自由解脫之道，而非視一切為慘澹無望。或許這不失為一種方法，能幫你更輕鬆看待人生。在靜觀寂照的那一刻，我們邁入新的覺知狀態、以新思維歡慶當下的力量，進而引發骨牌效應，深刻影響接下來的一天、一星期，甚至一生。

靜觀寂照一分鐘，就能開啟那道改變終生的大門。

合併練習所有步驟

現在，請你花點時間練習這兩分鐘正念。等你熟練以後，就可以加上其他心理鍛鍊步驟一起練習：

・步驟一：停下來。
・步驟二：察看。
・步驟三：抵達屬於你的寧靜空間。
・步驟四：集中意識呼吸。
・步驟五：管理你的思緒。
・步驟六：臨在當下。

下一章，我們將介紹第十分鐘。由於十分鐘入禪休息法的核心生活原則，已經與本書種種技巧交織成一種生活方式，具體呈現在心理「披風」上。因此，在本書的最後一分鐘，我們將學習穿上這件十分鐘入禪心理披風。

9
第十分鐘：接納、悲憫與真實原則

前一陣子，我開始治療一位演員，在這邊姑且稱他為查理。雖然他很有名也很成功，卻會嚴重怯場，再加上他從小就患有焦慮症狀，所以儘管我們能夠理解他的負面思考模式，一般的焦慮緩解技巧卻對他起不了作用。有一回治療時我注意到，查理能對「服裝如何影響他詮釋角色」侃侃而談。後來我問起他喜歡什麼服裝，他馬上提到自己在倫敦西區扮演某個莎劇角色時，曾因身穿一件天鵝絨披風而感到磊落、沉穩又平靜。那一刻，我察覺我們找到解決方法了。

在嘗試我們練習過的任何技巧前，我先為查理示範如何在每場演出前「穿上」一件想像的天鵝絨心理披風，好幫他感受到演出所需的沉穩與平靜。沒想到這方法出奇奏效，後來也成功運用在無數人身上。

我因而發展出「心理披風」的觀念，作為十分鐘入禪休息法的最終階段。這件「心理披風」體現出十分鐘入禪休息法的三項「生活原則」：接納、悲憫與真實。待會兒我會進一步解釋。

故此，當日復一日流動的生命帶來懾人挑戰，我們就可以像查理一樣，學著穿上象徵某些原則的心理「披風」。這件披風保暖、具有防護機能又厚實，能幫我們昂首挺立，準備好面對眼前的任何情況。有了這件披風，就多了一份莊重、信賴與威望，能讓我們在人生舞台上，更舒心、自在地找到屬於自己的位置。

在十分鐘入禪休息法中，「心理披風」的用途類似查理使用披風的方式。就像其他披風，「心理披風」可以依照你的需求量身訂做，而你也可以藉著想像它的顏色、質料和款式（如果你想這麼做的話），讓自己充滿自信、勇敢無懼。

十分鐘入禪披風的三項關鍵原則

雖然我把這套假想的鎧甲稱為「披風」，但其實你想怎麼稱呼它都可以。在接下來一整天裡，那些織進披風布料的原則將帶給你支持及安全感。當你套上這件心理披風後，你就更能連結自己的力量、智慧與仁慈，並讓最好的自己來掌管這一天。這件披風就像你的專屬鎧甲，為你多添上一層防護。

每一天鍛鍊到最後一分鐘時，你都要在心中想像出自己穿上披風的樣子，同時聚焦於體現十分鐘入禪休息法本質的三項關鍵原則：

- 接納。
- 悲憫。
- 真實。

除了想像穿上披風的畫面，我也鼓勵你使用其他可以隨身攜帶的東西，方便你在最後一分鐘鍛鍊時拿出來看一看，提醒自己注意這些原則。舉例來說，我隨身帶著一張覆膜小卡，上面寫著三項原則及其要義。這張卡片提醒著我，我選擇如何度過自己的人生。

今天，我選擇：

- **悲憫**：對自己、對我遇見的所有人——尤其要對那些我處不來的人悲憫。
- **接納**：木已成舟，而這件事情也終將成為追憶。
- **真實**：我的目標就只是試著成為最好的自己。當我做不到，我就再試一次。

加上最後一層防護

儘管這十分鐘所涵蓋的技巧非常有效，能迅速讓你臻至更平靜的狀態，但它們終究不是百治百效的解方。不過，若能將那些技巧與生活原則結合，就能帶來遠多於「享有更平靜時刻」的好處。與生活原則揉合後，十分鐘入禪休息法將進一步升級，而那些生活原則也將成為你心中一道明通睿智的聲音，從此長伴左右支持著你。

步驟七：活出真實的自我

你曾聽著某人說話卻沒有被打動的感覺嗎？最近，我觀察一位年輕女士為在地街友組織發表的演講。雖然她口齒清晰、舉止專業，也提供了所有資訊，卻明顯對這個主題缺乏熱情。後來我才發現，她正忙著發展其他職涯路線。這麼做固然沒問題，只是我很好奇這種態度帶給在場聽眾什麼感受。

幾個星期後，我去聽一位中年男士發表相同演講。他自己曾經無家可歸，也接受過該組織的援助，而他對這個主題充滿切實的激情、興趣與熱忱，自然使得現場聽眾止步聆聽。這位男士成功博得聽眾興趣，而他和那位女士的差別在於，他的態度真實可信、對街友的需求心存悲憫，而他那份全然接納、清楚明白街友切身需求的心意更是不容置疑。他全心投入這件事，而他的熱情直接感染了聽眾。

這個問題和你切身相關。畢竟，你能否秉持著熱情與真實來投入十分鐘入禪休息法事關重大。倘若你能像那位中年男士一樣，以相同的原則和熱情投入練習，就有可能改變一切。誰都可以有效運用相關技巧，但若要致力於體現出上述三項原則，則有賴你我更深入探究那些原則的精髓。

這麼做不僅僅是讓你更平靜或更放鬆而已，最終更會改變你理解自我的方式。如果你只是敷衍了事——意指儘管你實踐了所有技巧，卻不懂得心懷接納、悲憫與真實，就很可能演變成「只是得過且過、交差了事」。

我協助臨終個案時聽過很多自懺之詞，更有不計其數的談話主題是圍繞著「後悔不夠善待自己、活得並不真實或無法完全忠於自我」。因此，我提出三項生活原則——那是我生而為人，且作為一位目睹過諸多苦痛的專業人員的切身體悟。我認為活得接納、悲憫與真實，就能對這種痛苦產生不可估量的緩解效果。

接納

我確信很多人都對披頭四的經典歌曲《讓它去吧》（*Let It Be*）耳熟能詳。我還記得，這首歌的歌詞撫慰了年少的我，提醒我有權放下、任一切順其自然。但隨著年紀增長，「放下」與「讓事情順其自然」變得越來越艱鉅——

焦慮的心幾乎無法忍受任何不確定性，自然也就難以放下。不過我也了解到，光是下意識執著於控制一切，就會製造出更多焦慮。

我們學會把負面情緒視作威脅，且不計一切代價地逃避它們，並用相同的心態面對那些負面經驗。我們傾向困在同樣的思考模式中，一心希望它們趕快消失：

- 為什麼偏偏是我？
- 怎麼又這麼衰！
- 怎麼可能會發生這種事！
- 這不過是我運氣好。
- 我註定要失敗。
- 這麼美好的事不可能是真的。

花點時間……

現在花點時間停下來，思索一下最近被惹得有點火大的情況，例如：因錯過巴士或遇上塞車而耽擱了行程。我希望你想一想，自己當時是怎麼處理那樣的情況，以及自己比較習慣採用下列哪一種解決方案：

一、事情就是這樣囉！雖然有點令人洩氣，但那不是我能控制的，目前我也拿它沒辦法。我會趁機回一通電話或聽一點音樂，反正船到橋頭自然直。

二、簡直無法相信竟然發生這種事！我的一天就這樣毀了。為什麼這種事總是發生在我身上？我可能也得取消所有計畫了。

不論你的反應是什麼，都不必予以批判。你的反應可能不是一就是二，或也可能混雜著上述兩種反應。不過，我希望你想一想下面的問題：

你認為哪一種反應會加劇煩惱、使血壓升高、增加壓力反應，甚至對當天其他事件造成負面影響？

答案當然是「二」。現在，想一想這是境遇本身所致，還是你對境遇的反應所導致的結果？

情況本來就是這樣——往往由不得你控制。有時候，你的確可以摸索出其他可行的方案來扭轉情況。然而，你「對情境的反應」及「是否願意**接納事實**」，很可能會大幅改變你的感受。

接納不代表失敗

也許有些人已經開始懷疑，「接納」究竟是不是有幫助的概念？最近有位個案問我，「接納」是否意味著承認自己失敗或被打敗了，而我覺得這是很合理的問題。

在我看來，這既不是失敗，也不是被打敗。「接納」並不是指你明明有能力改變，卻執意待在對你生活造成負面影響的情境。儘管人生總會遭遇比塞車更艱鉅、遠超出我們控制範圍的難關，諸如：

- 死亡。
- 疾病。
- 重大損失。
- 災難。
- 他人行為。
- 裁員。
- 關係破裂。

我見過最難以實踐「接納」的情況，就發生在我協助臨終者的工作上。畢竟，你怎麼能要求一個瀕死的年輕人接納命運？說不定他身後還有小孩、伴侶或其他家人。起初多數人都自然會表現出對抗病魔的決心，但也必須依他們各自適合的步調邁向這趟奮鬥之旅。

然而，對那些窮盡所有選項與治療方法的人來說，再起身對抗必然的命運，有時反而讓問題雪上加霜。拒絕接納那些避無可避的情況，只會增加心理焦慮，導致已經存在的痛苦變得更沉重。如果以「學習接納」為原則，就能平息這場鬥爭、減輕焦慮、成全一顆澄澈的本心，最終更能在悲戚至極的處境中，湧現幾許平和。

這並非放棄，也不是失敗，而是欣然走上一條出乎預料又不受控制的道路。「接納」是順應生命的自然流動所伴隨的任何要求，是與當下的事實同在，同時深信「接納」終將帶來平靜安詳。

有一次，我坐在一名治療個案身旁。痛失丈夫的她無可抑遏地抽泣著，問我為什麼這種事偏偏發生在她身上。我無言以對，唯一能做的就是在那樣黑暗的時刻陪伴她。經過幾個月治療後，一切才稍微平靜下來。當她說儘管她依舊悲傷卻不再那麼焦慮時，我覺得很驚訝，進一步詢問她想法轉變的緣由，而她告訴我兩個關鍵：

- 「我不再對自己說這不該發生在我身上。因為它確實發生了，而我無法改變這個事實。」
- 「雖然痛苦很折磨人，但如果我不斷告訴自己一切毫無希望，就會一直陷在絕望之中。」

她正走在通往「接納」的個人旅程上。雖然這麼做無法終止悲傷或哀愁，卻有助於緩解焦慮，不再加重固有的苦痛。

在十分鐘入禪休息法中實踐接納

我們每個人面對難以接受的事都會掙扎不已。或許，用強硬的方式要你採取接納原則是我不好，但我確實很鼓勵你將其列入選項。記住，這可不是說你不該在能力所及的範圍內，設法扭轉艱難的處境，而是要你明白自己有力量改變什麼，以及無法改變什麼。

我鼓勵你接納某些無法改變的事實，並任由它們如實存在。接納每一刻帶給你的一切：

- 過去發生的事至此已了——讓它去吧。
- 不論未來發生什麼事，目前你都無法控制——讓它去吧。
- 不論現在發生什麼事，都當成經驗的一部分予以接納，並帶著好奇心接近它——讓它去吧。

就這樣，當你感到焦慮的時候——讓它去吧。試試用接納原則來處理焦慮，主動接近它，並問問焦慮的自己需要什麼；當你感到悲傷或寂寞的時候——讓它去吧。試試用接納原則來面對悲傷，以仁慈善意接近它，並問問悲傷的自己需要什麼。

我能理解有些人認為「接納」是軟弱或屈服的表現，只不過事實恰恰相反——「接納」其實是一條沉靜、有尊嚴的原則。這個原則揭示了：當凡事順其自然，並秉持以正念處事的信念，就能發掘超乎想像的新覺知、新光芒，以及更豐沛的力量。

接納自我

這裡開始有看頭了！我們之中究竟有多少人，能真心說出自己「完全接納自我」？誠如我在本書所提的，許多人都會難以接納自我的某些面向。我每天在工作上都會聽到有人說：

- 我不喜歡我的身體。
- 我希望自己更聰明一點。
- 要是我很有錢就好了。
- 真希望我當初作了不同的選擇。

我確信多數人在某種程度上，都對上述想法有同感，彷彿世上有個「不滿流行病」，病徵是人人皆渴望變成不同的人。然而，這種不滿對我們大有害處。日復一日，我們不斷聽著自我否定、自我失望，以及最糟的——自我厭惡。我想再強調一次，我主張並鼓勵你為人生創造鼓舞自我的積極改變，進而增強不同面向的自我、提升幸福感。但我現在要談的自我面向，是有時會遭到我們排斥，但卻是**不容爭辯**的事實，如：種族、性傾向、特殊遭遇、家庭背景、過往經歷、個人缺陷、人格特質，以及我們生而為人的本質——即綺麗又豐富的人性。

就像我說過的，多數人根本不會拿「與要求自己同樣嚴苛的標準」去對待他人。若行為再偏激一點，「嚴苛律己」就可能變成一種自我虐待。

我必須在此坦承，我有一些關於這個主題的個人體悟，而我認為能與各位分享至關重要。當我說「我們都同在一起」，我的確沒說錯。就我而言，我的性傾向曾是造成我不滿與自我否定的龐大根源——但直到現在我才明白個中緣由。在我的成長歲月，愛爾蘭的教會、傳播媒體乃至整個社會傳達給同志族群的訊息，大致就是同性戀是錯誤的、罪惡的、異常的。我不認為這種訊息有任何傷人意圖，但它背後所隱含的恐懼卻的確激起了強烈反應。想當然耳，我滿懷困惑地走過成長歲月。畢竟，對我來說，我受到同性吸引就像我的兄弟想和女友約會一樣，兩者都很正常。

然而，我不斷收到外界傳達出「不該喜歡同性」的訊息，可也沒有救兵能支援我說「喜歡同性沒有問題」，所以我開始下意識地排斥這部分的自我，只希望它趕快消失，心底暗自認為自己會下地獄。不意外的是，那些感覺從未消失，直到我選擇「出櫃」，找到勇氣去接納這部分的自我，才得以成長並重獲自由。我記得當時有人告訴我：「就像花園裡開滿了不同品種的花朵一樣，事情就是這麼簡單。」雖然當時我不覺得有那麼簡單，但事實上的確如此。

花點時間……

現在請你想一想，你難以接受自己的哪些部分？我鼓勵你以悲憫且開放的胸襟，試著理解自己為何排斥那些面向，並從今天起，下定決心別再自我否定。當你每天套上十分鐘入禪「心理披風」時，請以正念覺察「接納不可改變之事的重要性、接納自我所能享得的自由，以及接納他人所帶來的平和感」。

接納他人

一個無可奈何的事實是：有些人就是很煩。誰也不可能跟每個人都處得來，尤其當我們把形形色色的個人經驗、人格特質、文化背景、價值觀等納入考量後，就更明白不可能「成為萬人迷」。

現實情況是，那些跟我們一起生活、結婚、成為朋友、工作，或在世上共存的人，往往都有我們難以接納的一面。每當出現這種情況時，大腦威脅偵測系統就會進入防禦模式，準備幫我們擊退這些「他人」。我們不願接納差異，進而發動一場不容異議的戰爭，可能還會提出各式各樣的「他人理論」：

- 他們不尊重我。
- 必須給他們一點教訓。
- 他們那麼做就是會惹到我。
- 他們就是故意要惹我不高興。
- 我拒絕接受那種事。

如同「接納」的其他面向，當你遇到暴力、霸凌、侮辱或虐待等可想見的傷害時，那麼去質疑不可接受的行為、設法改變或尋求協助便是絕對正確的必要之舉。但也有些時候，「接納對方的一切」能使你重獲自由，並和對方建立一段更健康的關係。

有時候，讓別人知道他們帶給我們的感受，並盼望他們有所改變，的確會有幫助。只不過，這種方法不見得可行，反而是接納對方的本然面貌能帶給你更大的寬慰：

- 老闆從來不誇獎別人——也許他只是不懂得如何表達。
- 伴侶常掀了馬桶蓋沒放下——也許他只是沒你那麼細心周到。
- 朋友總是遲到——可能他跟誰約都會遲到。
- 小朋友常常不聽話——可能他無法保持專注。
- 伴侶拙於製造浪漫——或許他也不善於表達自己的情感。

每當我思索著該如何「接納他人」時，總會想起數年前聽到的一句話：

「每個人都要負責任，但沒有人該被責怪。」

在這顆星球上的每一個人，都有一則可以用來解釋他們行為舉止的背景故事。根據我的經驗，人之所以行為失當，往往是因為他們也受到了某種傷害。而當我們受到那種行為波及時，確實能鑿鑿有據地予以反擊。不過有時候，我們為了改變他人行為而引爆衝突，卻反而給自己帶來更多痛苦與挫敗，而對方也會更抗拒改變。

花點時間……

「是否接納他人」是非常個人的選擇。儘管如此，我仍鼓勵你花點時間，想一想那些你覺得難搞或行為乖張的人。或許如實接納他們的面貌，能帶給你一些寧靜平和。

以下是一些希望你思考的問題：

· 你能改變他們嗎？
· 你能控制事情的發展嗎？
· 你和他們槓上能改善情況嗎？

如果你對上述問題的回答都是「不能」，那麼也許該是讓一切順其自然，並學著全然接納他人的時候了——無論好壞，照單全收！

誰在踩你的地雷？

另一個希望你思考的是「對方戳中你痛點」的可能性。這可能完全與他們的行為無關，而是涉及你如何看待並回應他們的行為。我想我們都承認自己有時也會預設立場。舉我曾治療過的個案為例或許有幫助：「因為我老闆從來不稱讚我，讓我覺得自己不夠好，所以我決定坦率真誠地與他溝通。而他告訴我，他確實很看重我，只是他從小時候和父親相處的經驗學到，必須表現得冷漠尖刻才不會顯得軟弱無能。」

最重要的是，永遠別忘記一點：每個人就像你我一樣，都有自己的故事及生存之道。別人可能無法接受某些面向的我，而你也有不被他人喜愛的那一面。儘管有各種毛病和缺點，我們仍值得被接納。這些缺陷僅僅是我們的一部分，無法定義我們是誰。**我們每個人都有責任，但沒有人應該被責怪**。

每一天，在你套上想像的十分鐘入禪「披風」時，請想一想「接納原則」可以如何改善你的人生。

悲憫

莎莉是來參加我工作坊的個案。她告訴我，離婚後的數年以來，她一直患有憂鬱症狀，還曾遭到職場霸凌。

她說自己嘗試過很多方法，包括治療、藥物及各種課程等，但都效果不彰。接著她提到自己決定離開、獨自走上聖雅各之路（Camino De Santiago route）[1]。她在旅途上遇到許多對她影響深遠的人，也逐漸感受到些許平和與沉靜。

幾個星期後，她細細思索一路上對她造成影響的每一個人，這才意識到他們有兩個共通點：

- 他們願意為自己騰出空檔。
- 他們對自我與他人都心懷悲憫。

1 【譯注】聖雅各之路，指一條終點位於西班牙西北方城市——聖地亞哥—德孔波斯特拉（Santiago de Compostela）的熱門朝聖路線。

莎莉已踏上追尋「悲憫自我」的旅程。過去她把人生的大部分時間都花在怪罪自己造成所有不幸，現在她告訴我，十分鐘入禪工作坊的效果有如那段改變她的朝聖之路，確實幫助她重振精神，也讓她想起某些事的重要性，包括停下來、放慢腳步、重拾洞察力，以及秉持悲憫、接納和真實的生活原則。順帶一提，莎莉曾開玩笑說，朝聖之路要走上兩個月之久，沒想到現在居然只要每天十分鐘，就能為人生創造這麼多價值！

悲憫的好處

我們從一些關於慈悲焦點治療的傑出研究中知道，當我們以威脅模式行動時，就很難自我悲憫或克服內心掙扎。然而，一旦我們懂得自我悲憫，就會在各方面都出現驚人的進步，而佛教及正念的比較研究也出現相似的結果。大多數人都設法逃避、遠離或壓抑負面遭遇，這也是為何「精神慰藉」——如酒精、毒品、購物、性、過度補償（overcompensating）、工作成癮及其他人盡皆知的行為，成了擺脫負面情緒的手段。如果過程中不懂得適可而止，勢必得付出慘痛代價。

許多人從沒想過要悲憫待己，而我們所處的社會也幾乎不會教導或提倡它是個明智的處世之道。在工作坊上，我經常聽到學員表達如下的擔憂：

- 那有點像在放縱自我。
- 那不是社會能接受的事。
- 那會被視為懦弱無能。
- 我不知道該從哪裡做起。
- 是「男人」才不會做這種事。（顯然是男人才會說的話。）

我極力主張：學習悲憫待己不只會改變你的世界，更會改變周遭人的世界。這不是輕率或自私之舉。唯有我們學著以仁慈與尊重待己後，才能好好培養自身強項與內在力量，而內在聲音也才會變得更寬容、更通情達理，不再對自我充滿羞恥、批評與審判。人可以犯錯，完美非必須；一味責怪成為過去式，嶄新的可能性與更清晰的思維將源源不絕。

最近我主持了一場十分鐘入禪工作坊，學員是一群水電工匠。你可以想見，起初他們尚未放下戒備，開了些玩笑話。但就在我發表一段簡單的宣言後，全場的氣氛瞬間改變：「在座如果有任何人，睜開眼覺得自己一無是處的日子多到已超過你的承受極限，或你有認識的人掙扎於此，那麼你今天將大有斬獲。」

霎時間大家都豎起耳朵來，玩笑話也減少了，接著我就聽到關於「自我悲憫」最明晰的描述之一。當時，團體裡有位男士想確定自己的理解無誤，於是問我：「你是指當我在痛苦掙扎時，我只需要好好照顧自己，就像我最好的朋友或妻兒痛苦時，我也會好好照顧他們那樣嗎？」

我簡單回答：「沒錯。」然後他說：「我懂了，的確該這麼做。」

就是這樣，一點也沒錯。你怎麼照顧那些你深切關心的人，你就怎麼照顧自己。此外我還想更進一步地建議，就像運用接納原則一樣，當你悲憫待己的同時，也請悲憫待人。

花點時間……

每一天，當你穿上想像的十分鐘入禪披風，並在心裡想著第二項原則「悲憫」時，請你問自己以下兩個簡單的問題：

- 今天我要如何悲憫待己？
- 今天我要如何悲憫待人？

有句話是這麼說的：「善意能改變世界。」而悲憫，就由你做起。只要秉持悲憫原則生活，你就能展開一趟全新旅程，真正改變自己乃至周遭他人的世界。

真實

我在本書開頭就問過你，你現在過著自己想要的生活嗎？我確信你就像大多數人一樣，有一份「希望某某更多、某某更少」的願望清單。我在工作坊上問到這個問題時，大家的回答常演變成各種幻想，如：擁有更大的房子、更多的財富、更少的工作，或是搬到陽光普照的氣候帶生活。懷抱夢想固然很好，但當我問到下一題時，往往就會引起一陣不安的笑聲，隨即迎來一段鴉雀無聲的停頓：「你認為剛才提到的事物中，有哪一項能成功造就你渴望的人生？」

大家的沉默回答了我的問題。我想我們都暗自懷疑過，所謂「活得真實」

並非奠基在功名利祿或物質成就上。我從經驗中學到，「活得真實」其實是一趟內在歷程。不管我治療的對象是誰——無論他是大牌名人，或是努力要回歸生活正軌的無家可歸者，都一樣會為情緒困擾所苦——不會因財富或地位的不同而有所區隔。這是我們共通的人性，而對我來說，「活得真實」即指活出完整的人性：喜悅與悲傷；堅強與脆弱；平靜與混亂。「活得真實」意味著，我們勇敢站上人生的舞台，帶著自豪接受真實的自我。我知道這不容易，但值得努力的事本來就都不容易。

你曾深受一齣電影或戲劇裡的演出所感動，幾乎要將虛構的場面信以為真嗎？一位舞台劇男演員的表演就曾那樣深深觸動了我，後來有機會和他聊一聊時，我問他怎麼能在舞台上，成功傳達出這麼有說服力又赤裸的痛苦。他平靜地陳述道自己的技巧很簡單：「我探尋著生而為人的痛苦——因為我就跟每個人一樣受創破碎，哪怕只是少詮釋一絲苦痛，都會顯得不夠真實。」

他這一番話，讓我想起我曾經陪伴過的數千名個案，包括生者與臨終者。

他們各自承受著苦痛，卻也同時蘊藏著無數美好燦爛。那些活得真實的人身上煥發出某種難以名狀的力量——沒有任何成果、生活方式、頭銜或榮耀能比得上。他們不遮遮掩掩，也不故作姿態，因而充滿魅力；他們說實話，既能大膽說「不」，也能處理好被拒絕的情況，至於在社群媒體上得到幾個讚或倒讚，對他們來說都毫無意義；他們的存在本身就能為旁人帶來平靜感；他們傾訴苦痛也分享喜樂；他們真實展現自我，而他們的存在總有十足的渲染力。

每當我遇見這樣的人，總會想起以「真實」作為生活原則的重要性。試問如果活得不真實，能活得更平靜嗎？有時候，我會懷疑是否一定要活得真誠，才能擁有更平和寧靜的生活。或許在某種核心層面上，我們都明白事實就是這樣，才會因此萌生許多苦惱吧。與前述的悲憫與接納原則一樣，活得「真實」既不可或缺且同樣重要。在十分鐘入禪休息法中，我特意在最後才聚焦於「真實」原則上，是因為我相信它能鞏固我們所做的一切努力。

真實生活，盡其在你

我無法提供你一條「如何活得真實」的公式，畢竟每個人的「真實」都大不相同。不過，我確實鼓勵你考慮以下幾項可能有助於你實現真實自我（authentic self）的方法：

- 我會如實呈現我的面貌，明白自己已經夠好了。
- 我會作出我知道有益於自己的決定。
- 我會在必要時堅定說「不」，清楚表明自身立場。
- 我將竭盡所能做好份內之事。
- 無論得失悲喜，我會勇於分享生命的一切，不妄加評斷。
- 我會照顧好所有面向的自己，包括我的心。

・我會活在當下。

・我會覺察到自己過度討好、為了某樣東西過度補償，或渴望得到認同。

・我將努力成為最好又最真實的自己——除此之外，別無他選。

・我會心懷感恩，一有機會就表達出感謝之情。

・我會提醒自己，我唯一擁有的片刻就是現在。

每一天，當你穿上想像的十分鐘入禪披風時，就要在心裡想著第三項原則——真實。在你省思過前面的段落以後，現在要請你：

花點時間……

請花一分鐘，真誠地問問自己：

在一天中，我能致力於活出真實的自我嗎？

完成十分鐘入禪休息法

現在，你已經完成十分鐘入禪休息法的最終階段。我有把握「接納、悲憫和真實原則」能提升你的鍛鍊成效，讓鍛鍊變得更扎實而深刻。除了日常鍛鍊以外，我也希望你把上述三項原則融入生活中，時時提醒著自己有能力過更平靜與完整的生活。同樣地，「每天套上心理披風」也是提醒你謹記三項原則，進而提供你全天的支持。

以下摘要整理十分鐘鍛鍊步驟：

第一分鐘：步驟一	停下來
第一分鐘：步驟二	察看
第二、三分鐘：步驟三	抵達屬於你的寧靜空間
第四、五分鐘：步驟四	集中意識呼吸
第六、七分鐘：步驟五	管理你的思緒
第八、九分鐘：步驟六	臨在當下
第十分鐘：步驟七	活得接納、悲憫而真實

我可以保證，經過鍛鍊後再回到現實生活，你將感受到更深刻的沉靜、自制與洞察力。或許，有些時候你想要練習久一點，而在某些日子則停留短一些。但到最後，你會發現自己看待生命的方式改變了，而且我猜想別人也會注意到你有所不同。未來蘊藏著無窮無盡的可能。用十分鐘來拉開自我與內心小劇場的距離，就能獲得過去看似不可能擁有的，新生的力量、動力和寬闊感。

雖然我們已經來到十分鐘入禪休息法的尾聲，但我知道有時難免需要採用更速效的方法來因應緊急狀況。此外，除了十分鐘入禪休息法，或許還有其他生活方式建議能幫你延續鍛鍊帶來的強勁效果。所以在本書的最末章——第十章，我們將討論度過那些危急時刻的方法，並提出幾點建議，教大家如何在結束鍛鍊之後，仍實踐「十分鐘入禪式」的生活方式。

10
應急方案：兩分鐘入禪休息法

邁可是一家媒體公司的董事總經理（MD）。他在一次工作坊結束時跑來找我，說他忙到每天抽不出十分鐘，然後咧嘴一笑，問我有沒有更快速的方法。當然，我還是主張每天騰出十分鐘很重要，不過我性格中務實的一面也明白，有時生活瑣事就是會來攪局。如果你們也像邁可一樣，擔心騰不出空檔或被其他事妨礙，可以嘗試我所提出的替代方案。

這一章也會談到你在鍛鍊時可能遭遇的問題，並回答常有人對我提出的兩項疑問。此外，我也會摘要分享自己在工作上學到的重要經驗，從十分鐘入禪休息法以外的角度思考人生。即使你已經完成心理鍛鍊，依然可以延續這套鍛鍊計畫帶來的益處。這些生活原則將融入到你的日常生活中，而擁有更平靜內心的你，也能聰明地選擇一個讓自己活得更通達而真實的生活方式。

當面臨危急時刻，我卻擠不出十分鐘該怎麼辦？

這是我最常聽到的問題之一。大家往往擔心自己有時候連撥出十分鐘都有困難。不過我之前也說過，我們多數人每天一定會花十分鐘沖澡或吃早餐，而我也要再次強調「視心理健康為優先」的重要性。根據我的經驗，一旦鍛鍊者步上十分鐘入禪休息法的軌道，就很難停止鍛鍊，畢竟它確實能帶來顯著的好處。

話雖如此，我能理解你可能會忘了鍛鍊、小狗會生病、孩子的作業需要幫忙，或家裡有建築工人要來裝修等等。我也知道，你會需要一套面對艱難時刻的應急策略。考量到上述情況，我決定為大家介紹「應急版：兩分鐘入禪休息法」。這套方法和十分鐘入禪休息法很像，關鍵差異在於：後者只需要兩分鐘。我要再說一次，任何方法都**不能取代**日常的十分鐘練習。記住，相關研究（尤其是正念研究）已經告訴我們，必須要有一定程度的日常例行練習，才能觸發真正的改變。

以下是我常聽到能用上應急策略的情境。你也可能在某些情境下特別容易感到緊張，而需要用上應急策略。

- 參與棘手的工作會議或職場互動困難。
- 當眾發言。
- 面臨個人或職場衝突。
- 面試。
- 和初識的人約會。
- 不得不告訴某人壞消息。
- 處理截止期限逼近的工作，或設法因應不堪負荷的工作壓力。

・為考試而讀書。
・調適失戀。
・喪親。
・處理意外情況。
・旅行。
・被迫倉促作出為難的決定。
・難以應付孩子或家務要求。

應急版：兩分鐘入禪休息法

每個人感到緊繃的情境都不同，重點在於：請你只要好好地注意產生自動反應（automatic response）的自己——觀察身體是否有任何變化、會不會思緒紊亂、情緒高昂，或難以專注。當你遇上需要支援的緊急狀況時，我鼓勵你把以下兩項重要觀念放在心上：

‧不論面臨什麼情況，你之所以感到不堪負荷，是因為大腦威脅偵測中心已經活化。因此，你只要抑制它的活動就好了。

‧而抑制的關鍵就是：想辦法在某個不受干擾的空間，停下來兩分鐘。你可以去一趟洗手間，也可以到街上晃一晃——只要是你當下方便做的事就行。如果你在某個場合走不開（如：會議中），那麼我建議你暫時安靜幾分鐘。要是這時有人請你發言，只要請對方給你一些時間整理思緒就可以了。在這段時間內，你將運用「兩分鐘入禪」應急策略（詳見下文），而誰也不曉得你在幹麼。我明白在公眾場合閉眼睛不太容易，所以這時張開眼睛也無妨。

花點時間……

一、**只要停下來並察看就好**——你現在怎麼了？（大約二十秒）

二、**前往寧靜空間**——運用視覺化想像、語言及雙側敲打十下，立刻前往你心中禪定般的寧靜空間。（三十秒）

三、**呼吸**——連續深呼吸三次。先吸氣四秒鐘，再吐氣四秒鐘。（三十秒）

四、**思緒**——注意現在出現哪些無益的思考模式，然後立刻拋開它們。（二十秒）

五、**臨在當下**——靜坐於當下，在正念中讓自己恢復元氣。（二十秒）

六、你已經完成兩分鐘入禪休息法。請你在回歸現實情境後，反覆默念你的生活原則：**我選擇用接納、悲憫與真實來處理這個情況**。

你隨時都可以運用這套「兩分鐘入禪」應急策略，有必要的話，一天使用數次也無妨。雖然你只要持續鍛鍊十分鐘入禪休息法，未來就不太需要兩分鐘的應急措施。不過，知道自己在面臨突發困境或意外狀況時，隨時可以服用一劑「巴哈急救寧」（rescue remedy）[1]，的確能讓人感到更有自信與力量。

關鍵原則與建議

雖然以下提供的建議看似基本常識，但說到「照顧自己」，常識並非總能占上風，而叮嚀幾句往往有所幫助。由於本書重點放在照顧內心，下述建議就是要幫助你強化成效。我給治療個案的建議，也和下列的訣竅差相彷彿。

把這些建議當作身體鍛鍊計畫來思考就對了！你在健身房執行健身計畫

1 【譯注】巴哈急救寧為英國知名紓壓香精品牌。

時，通常還會有人給你其他的「改造身體」建議。而我的建議就像補充式心理增強物，可以在一天當中隨時補益你的心。

懂得尋求協助或支持

這是最常被忽略的重點，所以我把它列為首要建議。每個人都有需要幫助或支持的時候，但我們往往不願開口求助——要不是對自己說「我應該能搞定一切」，就是煩惱別人會怎麼想。我記不清有多少次在治療時或在工作坊上，聽到人們說：「我真希望自己早點這麼做。」我們一拖再拖，總是告訴自己事情會好轉，然後繼續勉強拚搏，直到精疲力盡為止。不論是在家裡、在工作或是在生活中，當你需要幫助時就該尋求支援。一旦我們開口求助，多數通情達理的人都會以讚許而同理的態度來回應——他們明白也理解，人需要勇氣才能夠承認「自己在掙扎」。（但如果你覺得極度焦慮或消沉，且對自己改善心理健康的方式有疑慮，那麼你可能就需要本書以外的援助。在那種情況下，我強烈建議你尋求專業協助——它是你可用的資源。雖然十分鐘入禪休息法對你有幫助，但需要更多支援不代表軟弱，也毋須羞恥。）

我們知道心就像身體一樣，有時也會變得疲憊或不太健康。因此當你在需要的時候尋求支援或協助，就是在兌現你對生活原則的承諾——悲憫待己、接納現實，並作出符合自身最大福祉的真實選擇。

多親近「暖氣爐」，少接近「排水管」

有人曾說，生活中總會遇到兩種類型的人：「暖氣爐」和「排水管」。在我們需要的時候，暖氣爐能帶來支持與希望；排水管卻恰恰相反，只會抽乾我們的能量。有時還是值得思考一下，關於朋友，甚至家人，我們作出了什麼樣的選擇。無論對方和我們是什麼關係，當另一個人耗盡我們的精力，或徒留給我們空虛感時，那就是一件不合情理的事。倘若對方能夠從善如流，就值得你花時間跟他們好好談一談、秉持悲憫心並設法促成改變。只不過有時你別無選擇，只能放下不良或有害的關係，雖然過程可能很痛苦，卻是擁有平和生活的必備條件。讓自己身邊出現更多能豐富你生命的人，就能兌現你對十分鐘入禪休息法原則的承諾——活得悲憫、接納而真實。

為自己的人生負責

有時這句話聽起來可能很刺耳。每個人都能為自己遭遇的不幸，找到充分且鏗鏘有力的理由。正因如此，我們輕易就能大發脾氣，怪罪世界、他人或生活對不起我們。雖然這麼一來，我們就不必再為眼前的問題負責，還能藉被害者心態來獲得短暫的自主感，但從長遠來看，這樣只會作繭自縛。所以壞消息來了：這是你的問題；不過好消息是：你就是解方。而閱讀本書也意味著你跨出了「為人生負責」的一步。（所以或許你已經懂了這個道理，不必我多費唇舌。）我要說的重點是，我們渴求的一切其實盡其在我。旁人可以支持、幫助我們，但「為自己的人生負責，並盡可能追求美好的生活」終究是我們的義務。

即使動也不想動，依然要外出辦事

已經有很多研究在探討「影響情緒的因素」。當我們退縮不前、不再投入任何活動及與他人失去聯繫時，就會改變大腦、影響荷爾蒙分泌，進而影響到自身的精神狀態。但藉由出去透透氣、找點事做——不論是去散步、喝咖啡、看電影或是拜訪朋友，只要一些簡單的行為就能影響我們的心情。在CBT領域中，這就是著名的「行為活化治療」（behavioural activation）。從科學角度來看，做點事的「行為」有助於促進身體吸收血清素，因此能改善心情並減少焦慮。

運動

說到這點，如果有人嫌棄健身房或任何一種運動，大概要開始討厭我了。放輕鬆！花點時間運動不代表你就得刻苦鍛鍊或跑馬拉松，不過我還是大力鼓吹你投入某一類型的運動。當然，不管選擇什麼運動，都不該超出你的能力範圍，或傷害自己的身體健康。凡是關於運動與心理健康的研究都有相似的發現：運動能改善心情、意志力、睡眠、專注力，甚至性生活。除了這些毋庸置疑的健康益處，運動一樣能促進身體吸收血清素，進而減少壓力荷爾蒙、增加快樂荷爾蒙——對心理健康來說，可謂皆大歡喜！

好好睡覺

我想大家都知道，一夜好眠的各種好處。同樣地，我們也知道睡眠不足的危害。一旦睡不好，本來務實明理的人也可能變成凶神惡煞——對啦，我就是在說我自己。而關於睡眠研究的結果一樣鐵證如山：規律睡眠能改善心理健康、思維運作，以及情緒管理能力。睡眠衛生（sleep hygiene）——有時我們用這個詞來談這件事——是健康生活不可或缺的一環。如果你顯然面臨了睡眠困擾（而這可能會伴隨情感疾患及焦慮症狀），或許就值得考慮尋求專業協助。

注意飲食

現在只要打開電視，幾乎就能看到提倡健康飲食的節目。所謂「健康飲食」，或是攝取「對的」食物，除了有體重控制——如外表更健壯或感覺更舒爽等明顯好處，更對大腦運作有著重要貢獻。雖然我不是營養師或營養學家，但我仍鼓勵你探索不同食物的功效，了解它們如何增進心智表現，或維持情緒平衡。舉例來說，已經有許多研究顯示魚油有益健康，而攝取過多糖分則會加劇壓力，導致心情低落——網路和書店都可以找到滿坑滿谷的相關資訊。你只需要作出小小的改變，就能產生顯著的變化。

去公園散步

說到重拾洞察力，幾乎沒有什麼方法比大自然巡禮更好。我們都太專注於處理日常生活的問題，所以經常見樹不見林。因此，找個多少能鼓舞自己的地方走一走吧！雖然這聽起來有點毛骨悚然，但有時我會去墓園裡散散步。那裡的每一座墓碑都提醒著我，每個人的人生無疑都曾經歷過相似的考驗與折磨。

當我以更寬廣的視界看待一切，就再一次體認到：萬物恆逝，世事無常。聽起來很奇怪，但我在這塊長眠之地總能感受到無比的暢快又寬慰——它暮鼓晨鐘般地提醒了我「好好生活」的重要性。我先前提過自己來自愛爾蘭家庭，而我母親生前就很喜歡造訪墓園，即使在她知道自己來日無多時依然如此。大家於夏日前往墓園時，甚至會帶上摺疊椅和三明治。當時我覺得這樣頗詭異，還會藉著取笑他們來給自己尋開心。有一次我問我媽，他們在墳墓堆裡一連坐上幾小時，究竟有什麼好玩的？她的答案倒是很簡單——平靜。我當時聽不懂，但現在明白了。當我去到她墳前，就會想起自己唯一擁有的是現在，只要臨在當下就能找回深刻的寧靜。墓園讓我擺脫過去陰影與未來恐懼的糾纏，但我要補充一句——現在的我，還不至於帶摺疊椅和三明治去啦！

允許自己展現生而為人的脆弱

如果你和我一樣是完美主義者，肯定不怎麼喜歡來這套，畢竟我們就是喜歡做對事少犯錯。對世上絕大部分的人來說，表現脆弱可能很不容易，有時還會叫人覺得自己一團糟。我敢說每個人都熟悉這種鬱悶感，只是多數人不樂意承認罷了。雖然如此，在那一片混亂中仍能發掘深刻的智慧。在工作上我特別享受一件事：開始治療某位個案後，我常常聽著絕望漸漸演變成希望，這股希望進而重振個案活出充實的人生。雖然我無法保證治療結束以後，個案未來就能與失敗絕緣，但至少在下一次遭遇挫折時，他們能運用更多的心理韌性與智慧去因應。

允許自己展現生而為人的脆弱，意味著徹底接納自我的一切，包含：難受的情緒、挫敗、失望、錯誤、悔恨、自覺的缺陷、誘惑、失敗與重新站起。重新站起來後，我們將迎來新的樂趣、興奮、希望和樂觀，然後我們可能會再一次跌倒。事實上，我們一定會再次跌倒——這就是人性的本質。許多人把我們共通的人性視為一種弱點或失敗，但那其實是指引與力量的泉源。當我們允許自己展現生而為人的脆弱時，便慢慢剝除了種種限制自己的規定和條件，不再覺得一定要事事都令人滿意，或非得隨時表現良好不可。

承擔責任：一切操之在你

先前我說過要為自己的人生負責。此刻，我要把我們一起完成的任務交到你手上。接下來，我預料以下兩件事總有一件會發生。

情況一：讀完本書後，你會認真考慮我所提供的建議，並努力確保將十分鐘入禪休息法融入每天的生活。你選擇把心理健康擺第一，進而為人生創造出積極有益的改變。只要你確實付出時間與精力，這套休息法就一定能扭轉乾坤。

或者，也可能是情況二：讀完本書後，你思考了其中一些內容，然後把書收起來，繼續因循以往的模式過生活。什麼也沒改變。

那麼，你希望哪一種情況發生呢？現在一切真的操之在你了。

我誠心希望你決定主動開始鍛鍊，也希望本書內容能鼓舞你為更寧靜與平和的生活作出必要的改變。

無論這一刻你正面臨什麼處境，最重要的是，請你明白——希望永遠存在。如果你現在感覺不到，就請容我先替你保留這份希望吧。同時也請你懂得，當你定期練習十分鐘入禪休息法後，希望終究會浮現——一向如此。

就像每天太陽總會升起，希望也總會來臨。有時候，我們只是需要先停下腳步，才能夠找到希望。

寫在最後：臨終個案的啟發

本書從臨終者的故事起頭，也將以臨終者的故事結尾。有別於其他許多冥想、正念或心理課程，十分鐘入禪休息法的核心是：臨終者的啟示。不過我希望你們明白，那無關乎消沉、悲哀或傷感——恰恰相反。臨終者往往能培養出「以不同視角看待世間萬物」的技能。他們的眼光不會局限於生命的黑暗面，而有時他們給我的建議更是一針見血、直擊內心。

然而，我也避免描繪出一幅「臨終個案都宛如得道智者」的理想畫作。畢竟，並非每一位個案都能邁入那種境界，有些人直到臨終前依然滿懷憤怒或心有不甘。就我的經驗來看，這種心境反而加劇他們的痛苦。人活著時所遵循的道理，依然適用於臨終之際。學習「放下」能為我們帶來更深刻的平和感。

我想在本書最後與各位分享，我從協助末期個案的過程中學到的十項重要啟示：

一、**世事無常，請明智運用時間**：試著把每一刻、每一天都當成禮物。要記得，無論你現在經歷了什麼風雨，總會有過去的一天。只要保持心胸開放，你就能從難熬的經歷中學到一些道理。盡可能花時間去做你樂在其中的事情、陪伴你所愛的人。規劃假期、勇於冒險、把時間優先分配給至親和朋友。

二、**學習放下**：放下憤怒、怨懟、委屈和仇恨——它們最終只會增加你的痛苦。拋開這些情緒，往往就能找回自由。

三、**別太嚴肅看待生活**：學習多找點樂子、多冒點險，找出生活中俯拾即是的樂趣。

四、**化繁為簡**：試著別把事情搞得太複雜。我們常用麻煩的情況、難相處的關係，或不適合自己的決定，來塞滿自己的生活。

五、**活出你的真理**：請忠於你所敬重的價值和原則。

六、**留下傳奇**：立志在這顆星球上留下記錄——讓世界記得你曾為人生所作的努力。

七、**毋須容忍他人胡說八道**：我實在太常聽到這句話，非得寫進來不可！

八、**目標是不留任何遺憾**：活出「我做過了」或「我試過了」的人生，而不是「我本來可以那麼做」或「我從沒試過」。

九、**苦與樂都是人生**：好日子、壞日子都照單全收，毋須干涉、讓它去吧。

十、**活在愛裡**：用愛與仁慈對待身邊的人。終歸而言，這才是真正重要的事。

謝謝你和我一起踏上這趟十分鐘入禪之旅，能和你分享經驗是我的榮幸。
希望你謹記在心，每一刻都可能蘊藏著希望。

後記
勇於改變，解決身心疲累

當你自覺需要更多協助時，請別遲疑，盡量找人幫忙吧！我相信人人都能從這套生活技能——十分鐘入禪休息法中獲益，但如果鍛鍊後你仍然無法克服某些問題，千萬別因怕被貼標籤或背負汙名而不敢求助。統計數據顯示，多數人在人生某個階段都會面臨某些心理困擾。因此，承認自己需要專業協助並不可恥，找到你心中的平靜快樂之地才是首要之務。

基本上，本書內容屬於「防止情況惡化」的預防性措施。如果你正面臨某些困擾，本書所列方法確實可以幫你緩解壓力。然而，如果你需要更多、超出本書所能提供的心理健康服務，請你務必要向家醫科醫師、治療師，或起碼某個朋友求助。如今我們面臨的一個大問題是：許多人不願求助，但需要他人支持不代表羞恥或懦弱。同樣地，如果你知道某人需要協助，請把這本書交到他手上，鼓勵他談談自己的遭遇，並提供有助於他的相關資訊。

我在書末附上一些專門處理危急情況、能予以援助的組織資料。這些組織都能提供寶貴的資訊與指引，所以我鼓勵你多方嘗試，了解最適合你的解決管道。

最重要的是，我懇請所有拿起本書的讀者，一定要盡你所能地談論心理健康。你可以在酒吧談、在咖啡廳談、在工作時談，也可以跟你的孩子或朋友談。盡量炒熱這個話題，是時候「正常化」心理健康議題了！

尋求協助與支持

求助專線、網站及組織

不論白天或晚上，可以撥打的求助專線很多，也有許多組織提供支援，例如[1]：

1【編注】內文提供的資訊以愛爾蘭與英國為主，台灣的諮詢及救援服務專線可參考：

一、**安心專線**：1925，政府專線，二十四小時，提供即時介入、評估、轉介及第三者通報等自殺防治相關服務。

二、**生命線**：1995，民間團體專線，二十四小時，提供各種心理困擾問題協助。

三、**張老師**：1980，民間團體專線，提供情緒困擾、生活適應問題之協助。

四、**113保護專線**：113，政府專線，二十四小時，受家庭暴力、性侵害、性騷擾等困擾，或是兒童、少年、老人或身心障礙者受到身心虐待、疏忽，皆可撥打此專線。

五、**男性關懷專線**：0800-013-999，政府專線，想解決親人關係衝突（包括夫妻、親子、手足及親屬等）、家庭暴力困擾或想促進親人關係的男性朋友，皆可撥打此專線。

六、**老朋友專線**：0800-228-585，由政府補助成立，提供長者心理調適問題、長者福利諮詢、長者健康諮詢、長者法律諮詢、銀髮族生涯規劃等多元化的諮詢服務。

一、**英國霸凌網**（Bullying UK）：遭遇霸凌的兒童與成人都能使用此網站。

二、**自殺防治運動**（Campaign Against Living Miserably，CALM）：專為憂悶的年輕男性提供協助。除了有架設網站，它們也有求助專線：0800-58-58-58。

三、**兒童熱線**（Childline）：0800-1111，為英國的兒童與青少年所設的求助專線。不僅是免付費專線，此號碼也不會顯示在電話費帳單上。

四、**憂鬱症聯盟**（Depression Alliance）：是專門協助憂鬱症患者的慈善組織。雖然沒有求助專線，卻有各式各樣的有用資源，以及其他相關資訊的連結。

五、**紙莎草**（PAPYRUS）：0800-068-41-41，是志工組織，專為想自殺的青少年與年輕人提供支持。

六、**撒瑪利亞會**（Samaritans）：116-123，提供二十四小時全年無休的服務。如果你偏好用文字表達自己的感受，也可以寄電子郵件給這個組織：jo@samaritans.org.。

七、**學生憂鬱防治網**（Students Against Depression）：是專門網站，協助憂鬱、情緒低落或有自殺意念的學生。

找你信任的人談一談

如果你不想跟求助專線的諮商人員談，也可以向家人或朋友傾訴，或者找其他你信任的人談一談，像是老師、家醫科醫師、心理健康從業人員及其他健康照護人員，或牧師、神父及其他神職人員。

當家醫科醫師或健康照護人員判斷你患有心理病況，例如憂鬱症或焦慮症，就能為你提供適當的治療建議。

幫助兒童

如果你擔心自己的孩子有心理困擾，請在他們顯得沮喪或退縮時特別留意，並鼓勵他們說出煩惱，從旁協助他們找出解決方式。此外，你也可以建議孩子去找家醫科醫師或輔導人員，談一談自己的感受。

更多資訊

網路上可以找到關於心理病況的宣導資訊，像是疾病成因、常見症狀、治療方式等等，以下是一些值得信賴的心理健康組織網站[2]：

- www.better-health.org.uk/resources

- www.england.nhs.uk/mentalhealth/resources/
- www.healthline.com/directory/topics
- www.mentalhealth.org.uk/a-to-z
- www.mind.org.uk/information-support/a-z-mental-health
- www.mind.org.uk/information-support/types-of-mental-health-problems
- www.ncmh.info/leaflets/
- www.nctsn.org/trauma-types/refugee-trauma

---

2 【編注】內文提供的網站以英語為主，台灣的心理健康組織網站可參考：

一、心情溫度計：http://tspc.tw/tspc/portal/theme/index.jsp?sno=95
二、珍愛生命守門人：https://reurl.cc/4x92v
三、自殺防治中心網站：http://tspc.tw/tspc/portal/index/
四、董氏基金會「華文心理健康網」：http://www.etmh.org/
五、衛生福利部「心理及口腔健康司」：https://dep.mohw.gov.tw/DOMHAOH/mp-107.html

- www.rcpsych.ac.uk/expertadvice.aspx
- www.sane.org.uk/resources/mental_health_conditions
- www.time-to-change.org.uk/types-mental-health-problems
- www.who.int/topics/mental_health/factsheets/en

致謝詞

我想謝謝參與十分鐘入禪之旅的每一個人，特別感謝我的伴侶馬克、經紀人貝芙·傑米斯（Bev James）和發行人卡洛·童金森（Carole Tonkinson）——一直以來你們堅定地相信我、相信這本書要傳達的訊息。

www.tentozen.co.uk

@owenokaneten

10 分鐘入禪休息法

作　　者　歐文・奧侃（Owen O'kane）
譯　　者　葉織茵
主　　編　呂佳昀

總 編 輯　李映慧
執 行 長　陳旭華（steve@bookrep.com.tw）

社　　長　郭重興
發 行 人　曾大福
出　　版　大牌出版／遠足文化事業股份有限公司
發　　行　遠足文化事業股份有限公司
地　　址　23141 新北市新店區民權路 108-2 號 9 樓
電　　話　+886-2-2218-1417
傳　　真　+886-2-8667-1851

封面設計　陳文德
排　　版　新鑫電腦排版工作室
印　　製　成陽印刷股份有限公司
法律顧問　華洋法律事務所　蘇文生律師

定　　價　380 元
初　　版　2019 年 10 月
二　　版　2022 年 3 月

電子書 E-ISBN
ISBN：9786267102183 (EPUB)
ISBN：9786267102176 (PDF)

國家圖書館出版品預行編目資料

10 分鐘入禪休息法 / 歐文・奧侃 (Owen O'kane) 作 ; 葉織茵 譯 . --
二版 . -- 新北市 : 大牌出版 , 遠足文化發行 , 2022.03
288 面 ; 14.8×21 公分
譯自：Ten to Zen: Ten Minutes a Day to a Calmer, Happier You

ISBN 978-626-7102-15-2 (平裝)

1. CST: 超覺靜坐

411.15　　　　111000671